독자여러분을
움직여라!!

허허 동의보감

■ 일러두기

1. 본 책은 《동의보감》의 기본인 〈정(精)·기(氣)·신(神)〉 편을 다룬 《허허 동의보감》 1, 2권을 한 권으로 재편집한 것입니다.
2. 전문 의학지식과 의견이 다를 수 있는 처방은 다루지 않았습니다.
3. 한의원에서 취급하는 약재는 식약청의 엄격한 심의를 거쳐 한의원으로 유통됩니다. 시중에서 구입하는 약재나 직접 채취한 약재의 과용은 부작용을 일으킬 수 있으니 전문가와 상의하시기를 권합니다.

허허 동의보감

동의보감

내 몸은 내가 지킨다

허영만 글·그림

박석준 오수석 황인태 감수

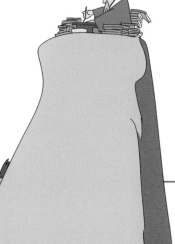

시루

건강에는 욕심을 부려라

평생 만화가이고 싶은 것이 내 꿈이다.

그런데 직업병으로 어깨가 자주 아프다. 병원을 갔는데 뚜렷한 병명이 없단다. 운동 자주 하면 좋아질 것이라고 한다. 내가 얼마나 운동을 많이 하는지 아는 사람은 다 안다. 그런데 운동을 더하라니…….

친구들과 술자리에서 이런 푸념을 했더니 한 친구가 대뜸 '침 한번 맞아 봐' 한다.

'요즘처럼 의학이 발전한 마당에 대학병원에서도 못 고치는 병을 침으로 고치겠는가?' 하고 귓등으로 흘렸다. 그런데 계속 아프다. 어깨가 아프니 일하기도 싫고 마음도 울적해진다.

"그래, 밑져야 본전이니 침 한번 맞아보자" 하고 한의원에 갔다. 발등에 침 몇 방 맞고 잠깐 눈 좀 붙이고 났더니 '어~' 훨씬 낫다. 팔을 올리고 그림 그리던 자세로 인해 근육이 뭉쳐 있는 것도 원인이지만 그보다는 스트레스로 기(氣)가 통하지 않아 생긴 병이란다.

"허참, 기가 막힌다."

몇 년 전 《식객》을 그리다 한의사를 만났다. "동의보감을 보면 섭생이 건강을 좌우한다"는 그의 말을 듣고 《동의보감》을 가슴에 품고 지냈다. 그러던 참에 출판하는 친구가 찾아와 《동의보감》을 그려보자고 제안했다.

"양천 허씨인 허준 선생님의 작품을 양천 허씨인 허영만 선생님께서 그려주시면 안성맞춤입니다."

내가 허준 형님(?)을 존경하고 있다는 것을 이 친구가 어떻게 눈치챘을까?

3명의 출중한 한의사를 스승으로 모시고 공부를 시작했다. 그러면서 깨달았다. 《동의보감》은 단순한 의학서적이 아니다. 너무나 익숙해서 우리가 알아채지 못하고 있지만 《동의보감》은 우리 삶에 깊숙이 자리 잡고 있다. 한마디로 '건강을 지키는 지혜서이자 안 아프고 오래 사는 비결'을 적어 놓은 실용적인 책이다. 허준 선생은 말한다. 돈과 명예를 내려놓더라도 건강에는 욕심을 부리라고. 2년여를 공부하다 보니 조금씩 건강이 보인다.

《허허 동의보감》, '허허'의 3가지 의미

첫째, 양천 허씨 20대손 허준과 31대손 허영만 두 분의 작품임을 표함.
둘째, 호방하게 웃는 의성어로 긍정의 에너지를 나타냄.
셋째, '허허로움'은 도가에서 신선의 경지에 이른 것을 뜻함.

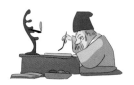

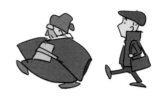

3장 자연과 사람

산삼 해부

4장 마음 다스리기

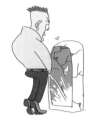

11장   기(氣)

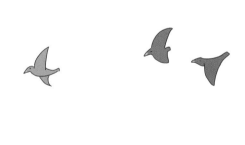

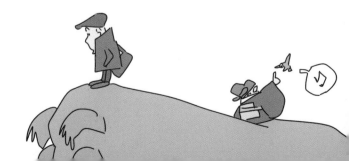

"치미병(治未病), 불치이병(不治己病)"

죽은 사람은 살릴 수 없고 망한 나라는 다시 세울 수 없다.
병들기 전에 치료해야지 이미 병들고 나서 치료해서는 안 된다.

序 | 동의보감, 그것이 궁금하다

《동의보감》은 그저 그간의 의학서적을 정리한 책이 아니다.
나아가 《동의보감》은 단순한 의학서적도 아니다.
《동의보감》은 내 몸을 다시 돌아보게 하고
내가 먹는 것, 내가 입는 것, 내가 움직이는 것은 물론
내 마음까지 돌아보게 하는 책이다.
400년이 지났지만 《동의보감》은 오늘 우리의
모든 것을 돌아보게 하는 진정한 거울이다.

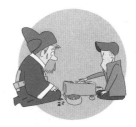

탄생 과정

동의보감은
허준이 만들었다.

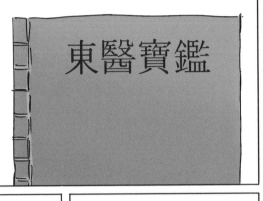

東醫寶鑑

허준이 언제 태어났는지에 대한
정확한 기록은 없다.

《미암일기》 1568년 기록에
처음으로 허준이 등장한다.
딱 한 줄.

허준이 왔다.

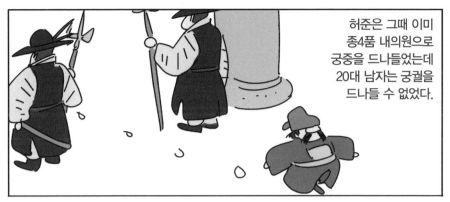

허준은 그때 이미 종4품 내의원으로 궁중을 드나들었는데 20대 남자는 궁궐을 드나들 수 없었다.

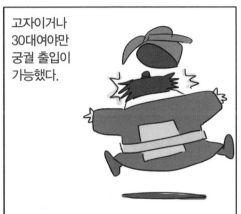

고자이거나 30대여야만 궁궐 출입이 가능했다.

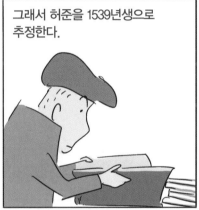

그래서 허준을 1539년생으로 추정한다.

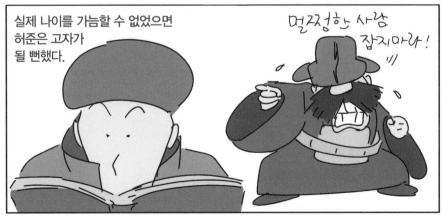

실제 나이를 가늠할 수 없었으면 허준은 고자가 될 뻔했다.

멀쩡한 사람 잡지마라!

허준은 용천 부사 허론과
김 씨의 아들로 태어났다.

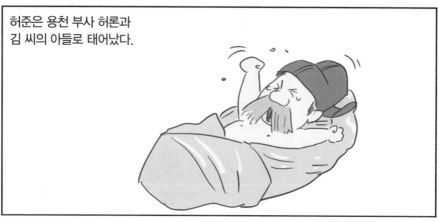

김 씨는 첩이니 허준은
서자인 셈이다.

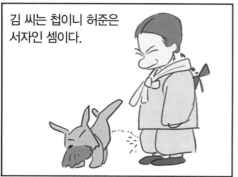

이 시대에는
첩을 두는 것이 흔했다.

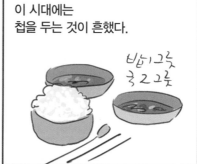

남자가 벼슬을 하면 지방으로
혼자 가는데 거기서 가정을
꾸린다. 그러다가 또 다른 곳으로
가면 거기서도….
벼슬을 하지 않아도 형편이
넉넉하면 첩을 두었다.

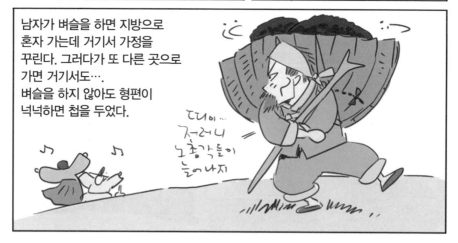

허준 나이 33세. 《미암일기》를 쓴 유희춘의 추천으로
내의원 종4품이라는
높은 직책을 받고 궁궐로 들어갔다.
의학공부를 많이 했기에 벼슬하는 데 있어
서자라는 것은 문제 되지 않았다.

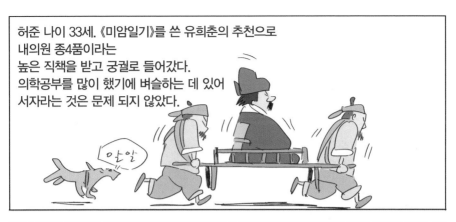

1575년부터 궁궐의원으로 일하면서
선조의 병을 치료하기도 했다.

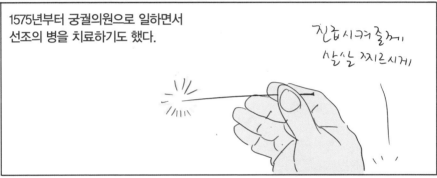

1590년쯤 천연두가 퍼졌는데
궁궐도 예외는 아니었다.

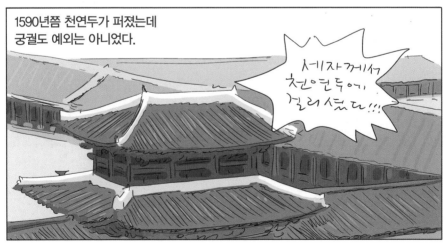

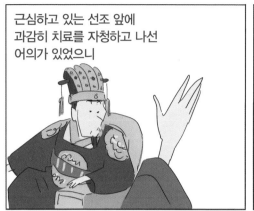

근심하고 있는 선조 앞에
과감히 치료를 자청하고 나선
어의가 있었으니

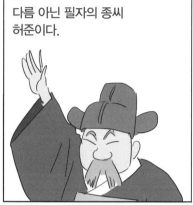

다름 아닌 필자의 종씨
허준이다.

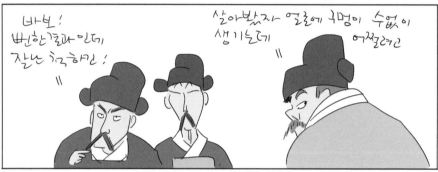

바보!
뻔한결과인데
잘난 척하긴!

살아봤자 얼굴에 곰보가 수없이
생기는데 어쩔려고

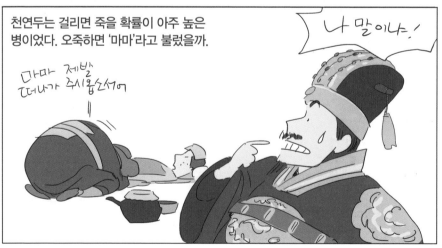

천연두는 걸리면 죽을 확률이 아주 높은
병이었다. 오죽하면 '마마'라고 불렀을까.

나 말이냐!

마마 제발
떠나가 주시옵소서

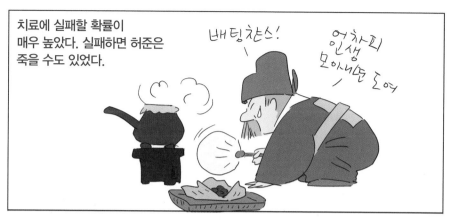

치료에 실패할 확률이
매우 높았다. 실패하면 허준은
죽을 수도 있었다.

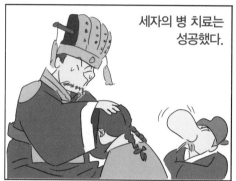

세자의 병 치료는
성공했다.

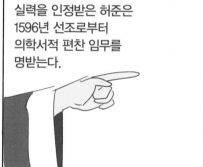

실력을 인정받은 허준은
1596년 선조로부터
의학서적 편찬 임무를
명받는다.

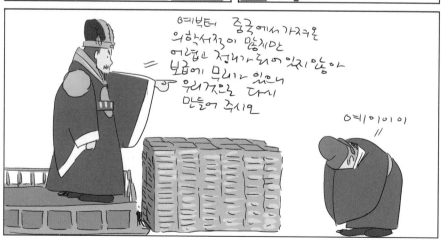

의원 여럿과 함께 의학서적 편찬을 시작했으나
곧 정유재란이 일어나 의원들이 뿔뿔이 흩어지면서 작업이 중단되었다.
그러자 선조는 500권의 의서를 내주면서 허준에게 단독 작업을 명한다.

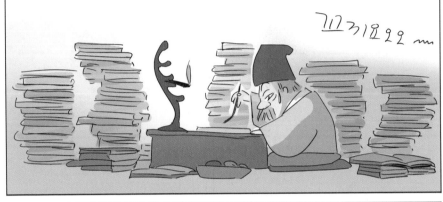

1608년에 선조가 죽고 허준은 파벌싸움 틈에 끼어
의주로 귀양 갔고 1610년 귀양지에서
의학서적을 총 25권으로 마무리했다.
총 14년의 세월이었다.
3년 뒤인 1613년 동의보감은
목활자로 인쇄, 발간되었다.

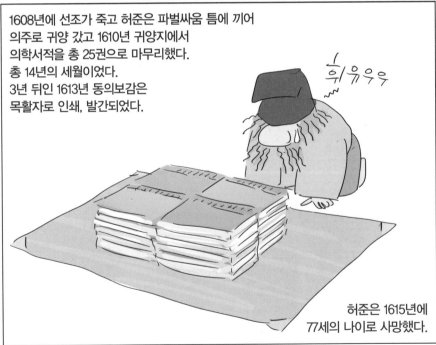

허준은 1615년에
77세의 나이로 사망했다.

이미 중국에서 오래전부터 자리 잡은 남쪽에 남의(南醫),
북쪽에 북의(北醫)와 당당히 견주기 위해
동쪽에 있는 우리나라 의학을 동의(東醫)라 칭했다.
그리고 '보배롭고 귀중한 거울'이란 의미의 보감(寶鑑)을 붙여
이 책을 동의보감(東醫寶鑑)이라 이름 지었다.
400년 전의 일이다.

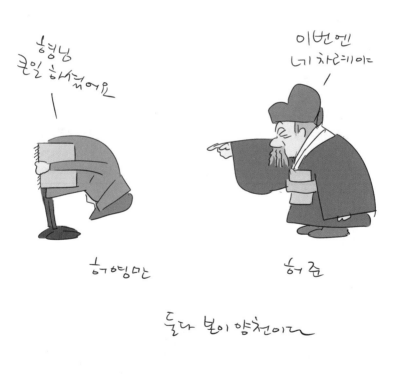

참고: 신동원 《조선사람 허준》, 한겨레신문사

편찬 목적

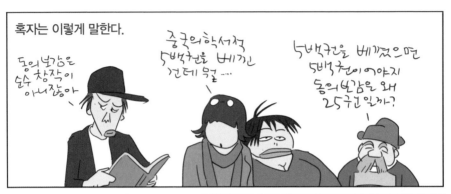

혹자는 이렇게 말한다.

동의보감은 순수 창작이 아니잖아~

중국의학서적 5백여권을 베끼건 건데 뭘 ···

5백권을 베꼈으면 5백권이어야지 동의보감은 왜 25권일까?

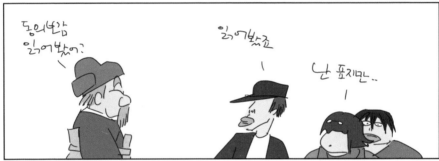

동의보감 읽어봤어?

읽어봤죠

난 표지만 ···

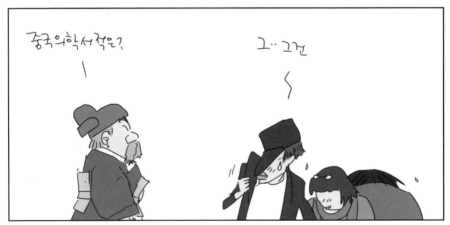

중국의학서적은?

그··· 그건

허준은 《동의보감》을 집필하면서 많은
중국 의학서적을 참조했다.
그러나 그대로 옮긴 것이 아니라
우리 실정에 맞게 재구성했다.
특히 중국 약재 이름과 우리 약재 이름을
함께 기재해 누구나 쉽게 약재를 찾아볼 수 있게 잘 편집했다.
병들기 전에 몸과 마음을 다스려야 한다는
예방 의학을 강조했다.
궁극적으로 동의보감은 의사가 필요 없는
세상을 만들기 위한 책이다.

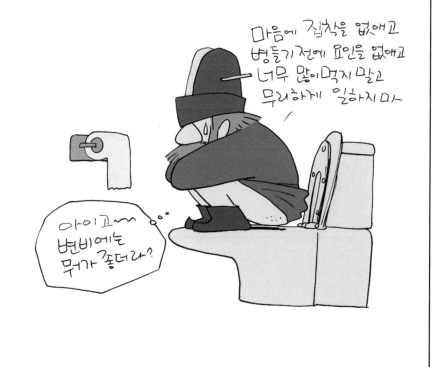

마음에 집착을 없애고
병들기 전에 요인을 없애고
너무 많이먹지 말고
무리하게 일하지 마소

아이고~~~
변비에는
뭐가 좋더라?

목 마른 뒤 우물 파고
전쟁 난 뒤 무기 만들면 너무 늦다.

일본에서 탐낸 동의보감

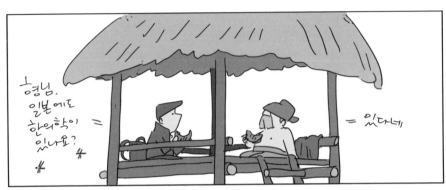

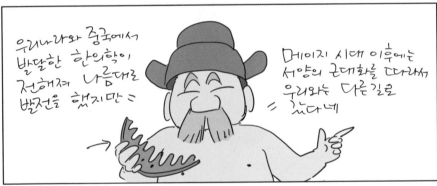

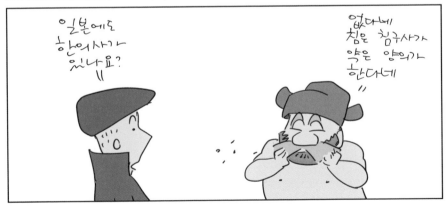

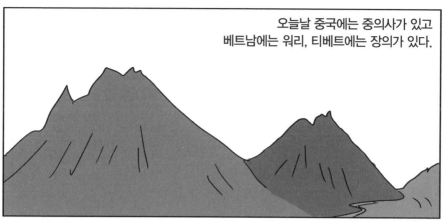

오늘날 중국에는 중의사가 있고
베트남에는 워리, 티베트에는 장의가 있다.

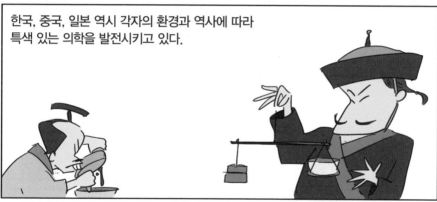

한국, 중국, 일본 역시 각자의 환경과 역사에 따라
특색 있는 의학을 발전시키고 있다.

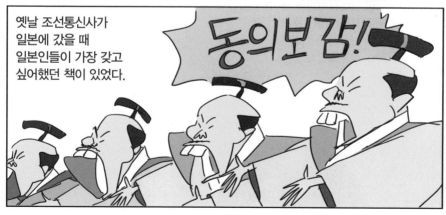

옛날 조선통신사가
일본에 갔을 때
일본인들이 가장 갖고
싶어했던 책이 있었다.

동의보감!

유네스코 세계기록유산

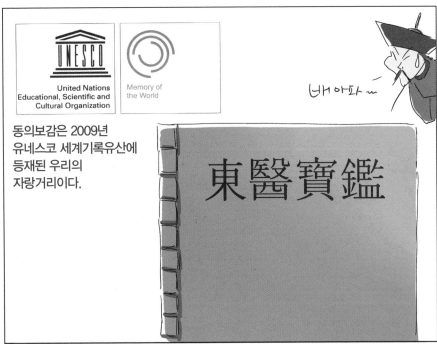

동의보감은 2009년 유네스코 세계기록유산에 등재된 우리의 자랑거리이다.

배아파...

東醫寶鑑

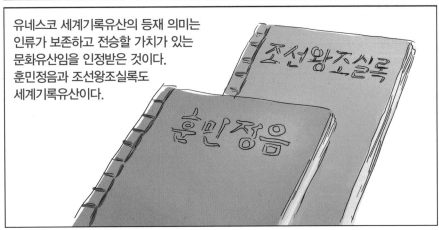

유네스코 세계기록유산의 등재 의미는 인류가 보존하고 전승할 가치가 있는 문화유산임을 인정받은 것이다. 훈민정음과 조선왕조실록도 세계기록유산이다.

조선왕조실록

훈민정음

그러나 정작 많은 사람들이
동의보감의 참뜻을 모르고 있다.

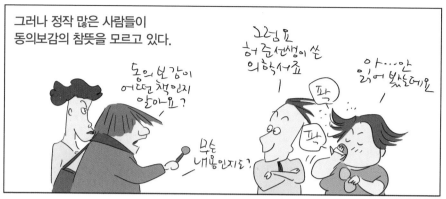

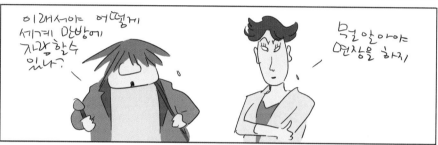

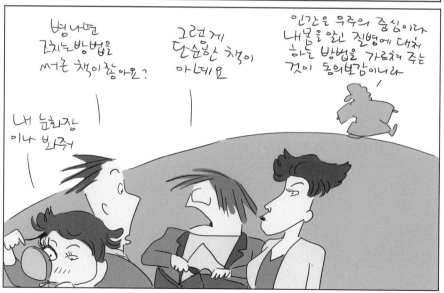

"하늘의 형체는 건(乾)에서 나오니 태역(太易), 태초(太初), 태시(太始), 태소(太素)가 있다.
태역은 기가 아직 드러나지 않은 것이요, 태초는 기의 시작이며 태시는 형의 시작이다.
태소는 질의 시작이다. (중략) 인생은 태역으로부터 생기고 병은 태소로부터 생긴다."

— 〈내경편(內景篇)〉, 형체와 기의 시초(形氣之始) 중에서

1장
신형(身型)

무릇 사람의 형체는 긴 것이 짧은 것만 못하고
큰 것이 작은 것만 못하며 살찐 것이 여윈 것만 못하다.

사람의 피부색은 흰 것이 검은 것만 못하며
색이 엷은 것은 진한 것만 못하다.

살찐 사람은 습기가 많고 여윈 사람은 화(火)가 많다.

피부가 너무 흰 것은 폐의 기가 허한 것이며
검은 것은 신장의 기가 넉넉한 것이다.

이렇게 형체와 색이 다르고 오장육부도 다르니,
비록 겉으로 보이는 증상이 같을지라도
사람에 따라 치료법은 확연히 다르게 된다.

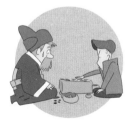

같은 병이라도 처방은 가지가지

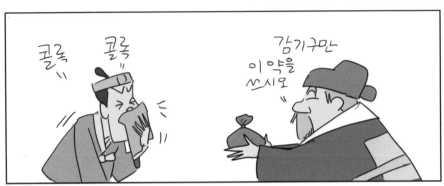

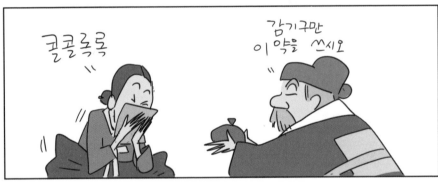

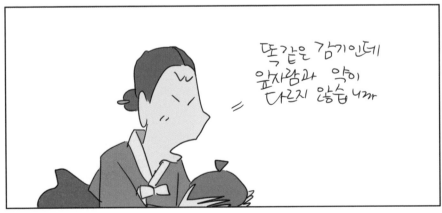

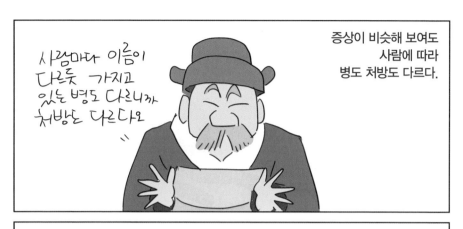

사람마다 이름이 다르듯 가지고 있는 병도 다르니까 처방도 다르다오

증상이 비슷해 보여도
사람에 따라
병도 처방도 다르다.

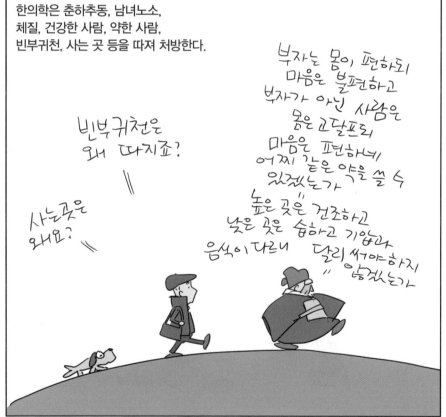

한의학은 춘하추동, 남녀노소,
체질, 건강한 사람, 약한 사람,
빈부귀천, 사는 곳 등을 따져 처방한다.

빈부귀천은
왜 따지죠?

사는곳은
왜요?

부자는 몸이 편하되
마음은 불편하고
부자가 아닌 사람은
몸은 고달프되
마음은 편하니
어찌 같은 약을 쓸 수
있겠는가

높은 곳은 건조하고
낮은 곳은 습하고 기압과
음식이 다르니 달리 써야하지
않겠는가

02 여자는 항구, 남자는 배

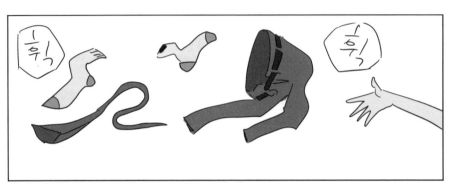

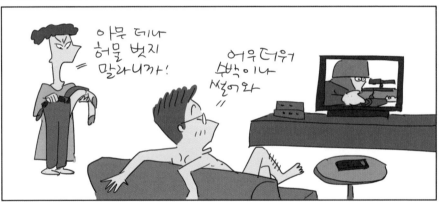

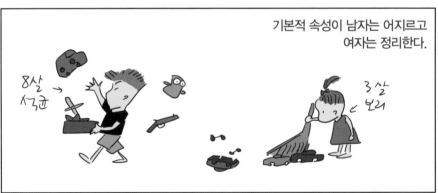

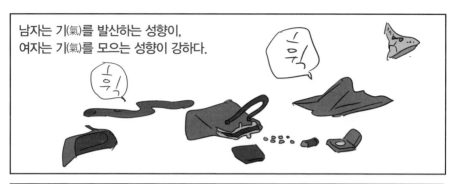

남자는 기(氣)를 발산하는 성향이,
여자는 기(氣)를 모으는 성향이 강하다.

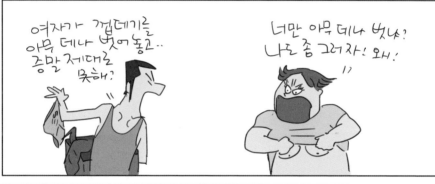

한쪽은 어지르고
한쪽은 정리하는
남녀가 만나야 잘 산다.

둘 다 어지르거나
둘 다 정리만 하면
집이 조용하지 못하다.

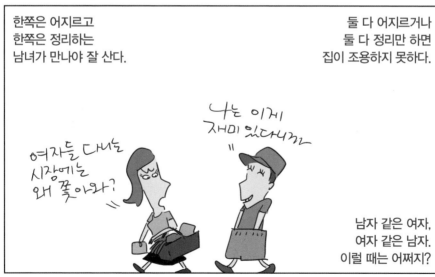

남자 같은 여자,
여자 같은 남자.
이럴 때는 어쩌지?

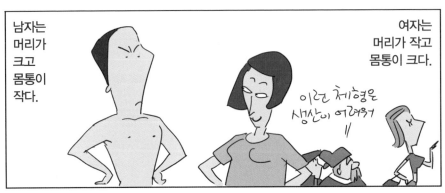

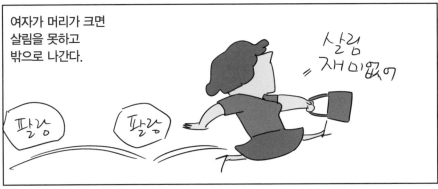

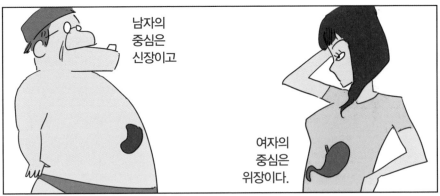

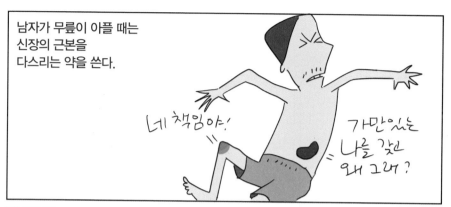

남자가 무릎이 아플 때는
신장의 근본을
다스리는 약을 쓴다.

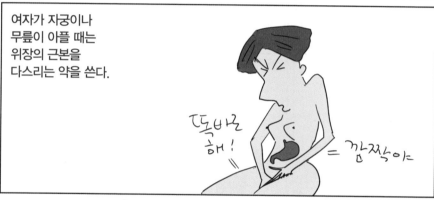

여자가 자궁이나
무릎이 아플 때는
위장의 근본을
다스리는 약을 쓴다.

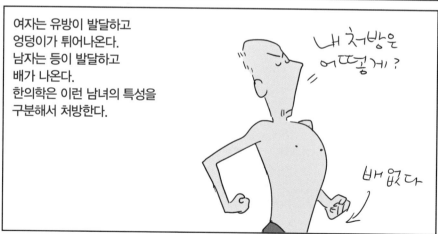

여자는 유방이 발달하고
엉덩이가 튀어나온다.
남자는 등이 발달하고
배가 나온다.
한의학은 이런 남녀의 특성을
구분해서 처방한다.

04 경계를 지켜라

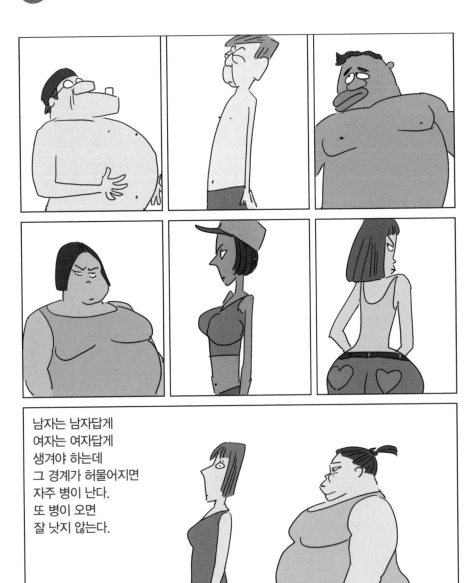

남자는 남자답게
여자는 여자답게
생겨야 하는데
그 경계가 허물어지면
자주 병이 난다.
또 병이 오면
잘 낫지 않는다.

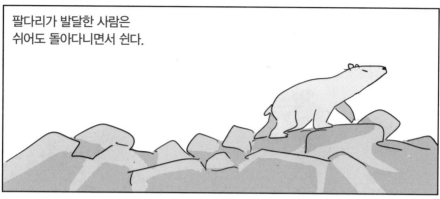

팔다리가 발달한 사람은
쉬어도 돌아다니면서 쉰다.

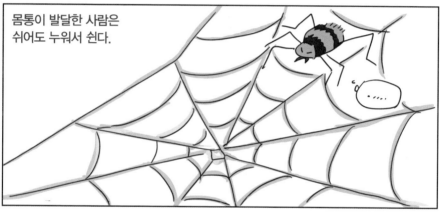

몸통이 발달한 사람은
쉬어도 누워서 쉰다.

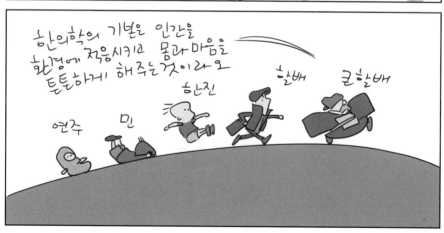

05 내 몸에 맞는 물의 양

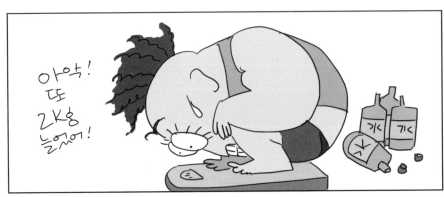

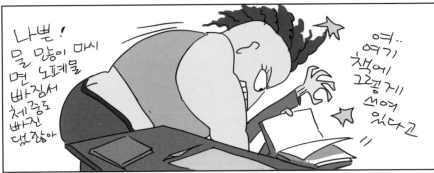

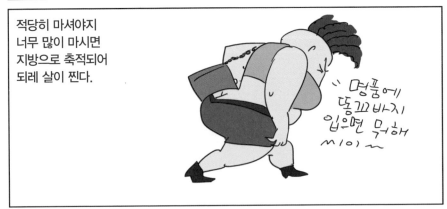

적당히 마셔야지
너무 많이 마시면
지방으로 축적되어
되레 살이 찐다.

물을 많이 마시면
땀이 많아진다.
오줌을 많이 눈다.

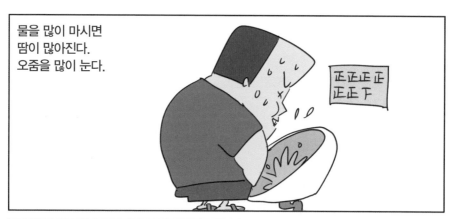

하지만 신진대사가
좋지 않은 노인들이
물을 많이 마시면
배출되지 않아
물먹은
스펀지가
된다.

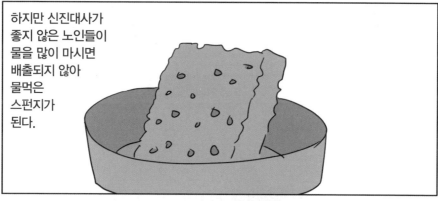

뚱뚱한 사람은 물을 많이 마신다.
물국수를 좋아한다.
마른 사람은 물을 적게 마신다.
국을 싫어한다.
먹더라도 건더기만
건져 먹는다.

하지만 체질에 따라
물만 마셔도
살찌는 사람이 있다.

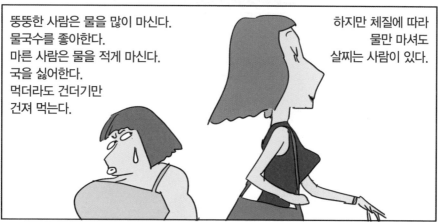

06 달콤한 살인자

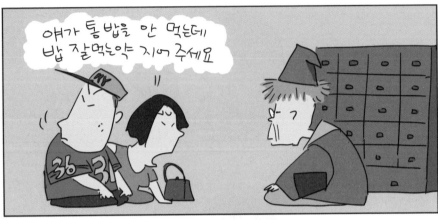

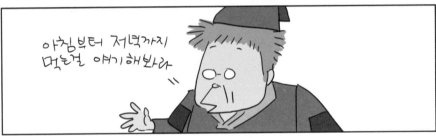

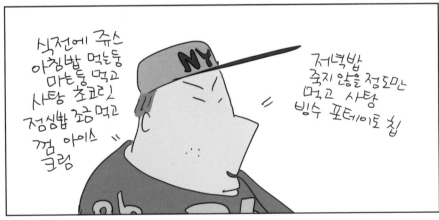

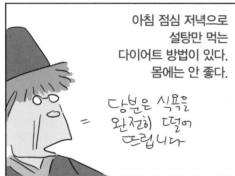

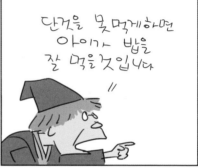

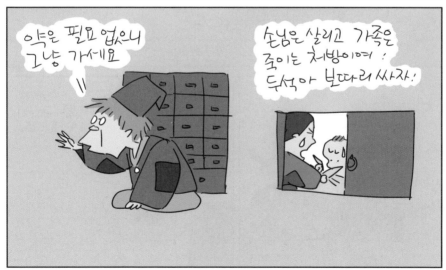

07 약은 소화 가능한 만큼만

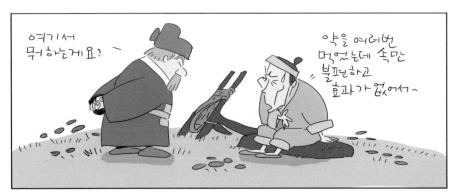

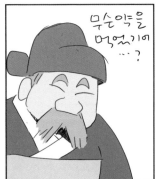

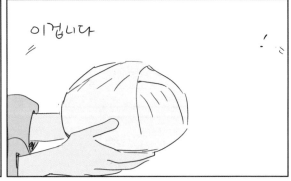

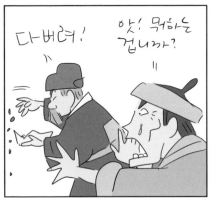

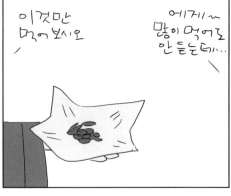

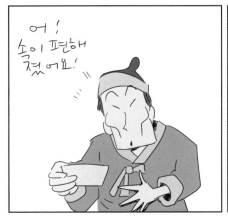

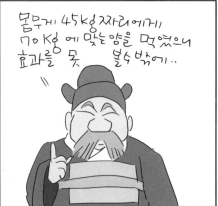

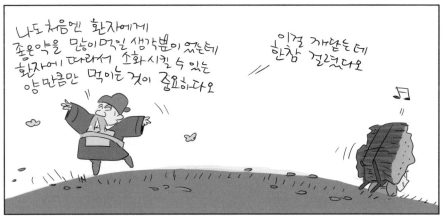

밥 먹는 양에 따라 약의 양도 달라진다.

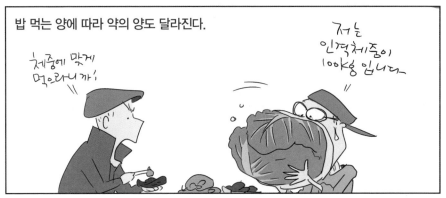

08 약의 조제 기준

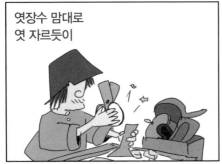

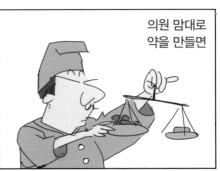

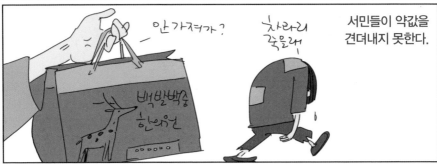

서민들이 약값을
견뎌내지 못한다.

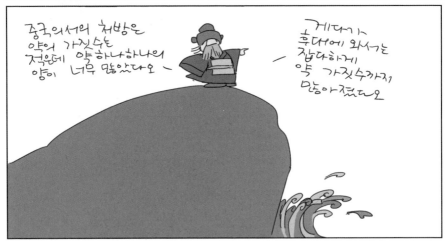

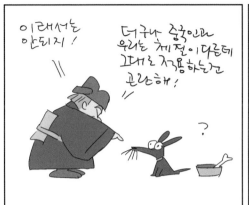

이래서는 안되지!

더구나 중국인과 우리는 체질이 다른데 그대로 적용하는건 곤란해!

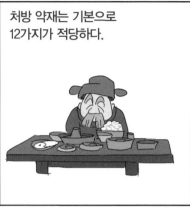

처방 약재는 기본으로 12가지가 적당하다.

약재 종류가 많으면 조금씩 넣어야 하니까 효과를 볼 수 없다.

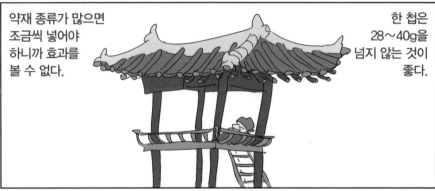

한 첩은 28~40g을 넘지 않는 것이 좋다.

요즘은 약밥이 옛날보다 많아졌다. 그 이유는 첫째, 약재를 재배하니까 약효가 적다. 둘째, 약에 대한 현대인의 내성이 강해져 조금 먹어서는 간에 기별도 안 간다.

사람의 몸 상태를 보고 약을 써야 한다.

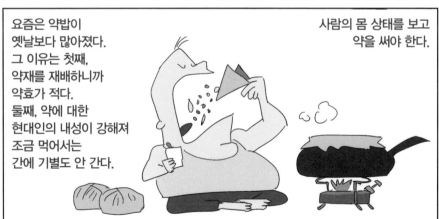

"신명(神明)은 태어나고 변화하는 근본이 되고,
정기(精氣)는 만물의 본체이니 그 형체를 온전하게 하면 살고
그 정기를 기르면 생명이 오랫동안 보존된다."

―〈내경편(內景篇)〉, 보양정기신(保養精氣神) 중에서

2장

정(精) 기(氣) 신(神)

《동의보감》에서 말하는 몸은 죽은 몸이 아니다.

살아 움직이는 몸이다.

기가 흐르는 몸이다.

그러므로 《동의보감》에서 말하는 몸은

근대 서양의학에서 말하는 몸과 다르다.

《동의보감》의 몸은 정, 기, 신으로 이루어졌다.

정, 기, 신도 넓게 보면 결국 하나의 기다.

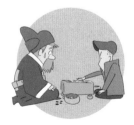

신형장부도의 비밀

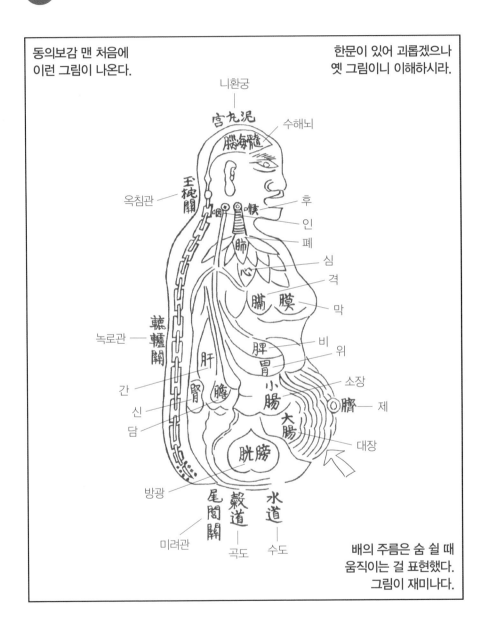

동의보감 맨 처음에
이런 그림이 나온다.

한문이 있어 괴롭겠으나
옛 그림이니 이해하시라.

니환궁

수해뇌

옥침관

후

인

폐

심

격

막

녹로관

비

위

소장

간

제

신

담

대장

방광

미려관

곡도

수도

배의 주름은 숨 쉴 때
움직이는 걸 표현했다.
그림이 재미나다.

신형장부도 身形臟腑圖

'신형'은 밖에서 보아 알 수 있는 몸의 구조를 그린 것이다. 이는 정(精)기(氣)신(神)이라는 기능이 작동하는 구조다. 해부학적인 관점에서 보면 아무것도 보이지 않는다. 신형장부도는 오른쪽에서 왼쪽으로 비스듬하게 내려가면서 보아야 한다. 그래야 척추의 구조물이 제대로 드러난다.

'신형'에서 '신(身)'은 임신한 여자가 몸을 일으키는 모습이고 '형(形)'은 형틀처럼 고정된 몸의 겉모양, 몸의 집(몸집)이다. 즉 살아 움직이는 몸이다.

뇌는 '정(精)'에서 만들어진 뇌수와 척수가 모이는 곳이다. '수(髓)'가 뇌에 가득차야 몸이 가볍고 든든해져서 오래 살 수 있다. '수'가 부족하면 머리가 어지럽고 귀에서 소리가 나며 다리가 시큰시큰하고 힘이 없으며 눈이 잘 보이지 않고 피로해하면서 누우려고만 한다.

뇌에 모인 수는 등 쪽으로 척추를 따라 내려간다. 마치 도르래처럼 몸의 위와 아래를 연결하며 돌고 있다. 이는 기수련에서 대주천이나 소주천을 돌릴 때 사용되는 길이기도 하다. 정에서 만들어진 수가 이 길을 따라 돌아 온몸에 퍼진다. 이를 바탕으로 기(氣)가 생기며 여기에서 신(神)이 나온다.

몸 안에는 횡격막을 중심으로 오장육부가 있다. 이는 실제의 장기 모습이 아니라 각 장기의 기능과 역할을 상징적으로 보여주는 것이다. 출렁이는 배는 수련을 하며 움직이는 모습을 상징한 것이다. 배꼽도 실제보다 크게 그렸다. 우리 몸에서 차지하는 역할이 크기 때문이다. 배꼽은 단전이 있는 곳이어서 수련에서는 물론 뜸을 떠서 병을 예방하거나 치료하는 중요한 자리다.

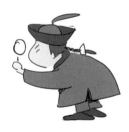

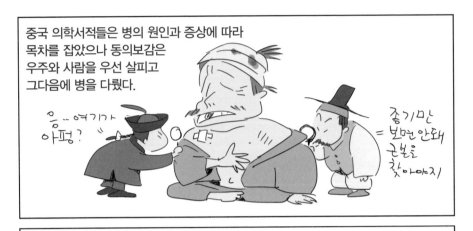

중국 의학서적들은 병의 원인과 증상에 따라
목차를 잡았으나 동의보감은
우주와 사람을 우선 살피고
그다음에 병을 다뤘다.

동의보감 구성은 사람의 속과 밖,
병, 탕, 침 다섯 편으로 나뉜다.

內景篇　　外形篇　　雜病篇
湯液篇　　鍼灸篇

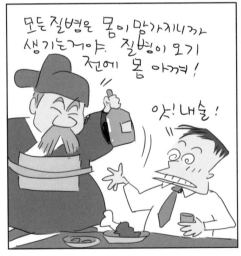

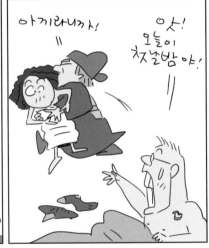

《동의보감》의 구성

《동의보감》은 정, 기, 신이라는 세 기둥 위에 세워진 집이다.

제1권에서는 정기신이 흐르는 몸 안의 풍경(내경, 內景)을 살펴본다.
제2권에서는 몸 밖의 모습(외형, 外形)을 살핀다.
이를 바탕으로 제3권에서는 다양하게 변화하는 병(잡병, 雜病)을 살핀다.
제4권에서는 병을 진단하는 법과 치료에 쓰는 약(탕액, 湯液)을 다루었다.
마지막 제5권에서는 침 치료에 관한 내용(침구, 鍼灸)이 들어 있다.
이로써 몸의 안과 밖, 온갖 질병, 치료에 쓰이는 약과 침을 모두 다루었다.
참으로 정연한 체계가 아닐 수 없다.

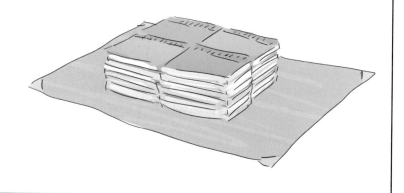

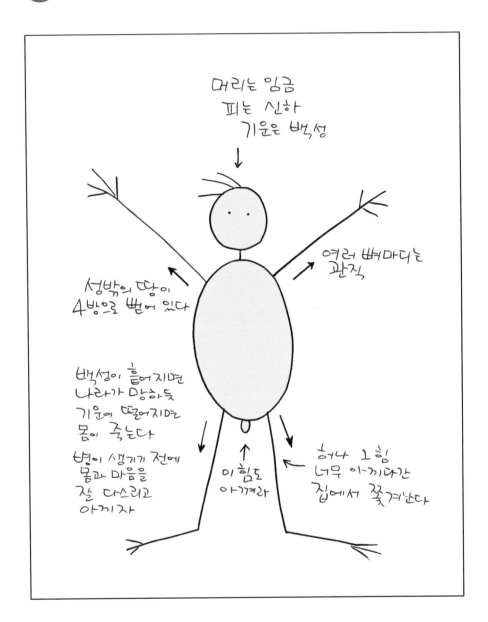

정精 기氣 신神

정기신을 제대로 알면 건강의 원리를 터득한다.

이걸 어떻게
그려야 하나
여럿이 머리를 맞대고
한참 고민 했다

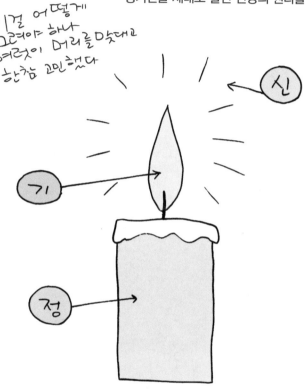

정은 초, 기는 촛불, 신은 밝음이다.
신을 지나치게 쓰면 정신이 어두워지고
정을 지나치게 쓰면 몸이 마르고
기를 지나치게 쓰면 기운이 없어진다.
사람이 살아가는 것은 신 때문이고
정을 유지하는 것은 기 때문이다.
기가 쇠약하면 오래 못 산다.

03 정기신의 창고, 단전

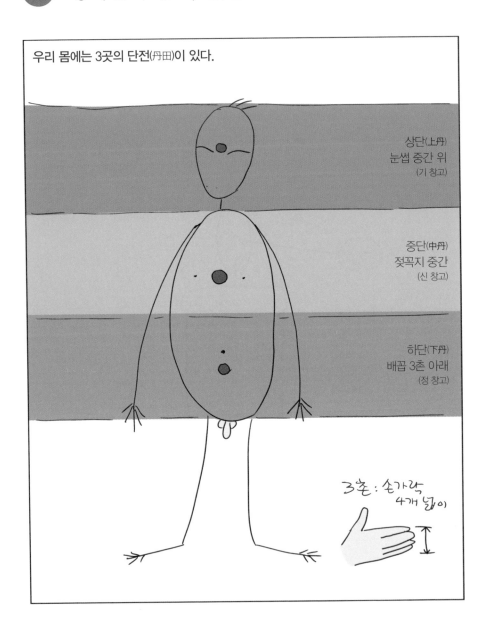

우리 몸에는 3곳의 단전(丹田)이 있다.

상단(上丹)
눈썹 중간 위
(기 창고)

중단(中丹)
젖꼭지 중간
(신 창고)

하단(下丹)
배꼽 3촌 아래
(정 창고)

3촌 : 손가락
4개 넓이

등에는 3관關이 있다

3관은 정과 기가 오르내리는 곳이다.
3관이 잘 통하면 마치 은하수가
흐르는 것과 같다.
몸의 기와 혈이 위아래로
오르내리는 것은 강물이 흘러
바다에 이를 때까지
마르지 않는 것과 같다.
3관은 소통이다.
통하면 살고
막히면 죽는 것은
자연의 이치다.

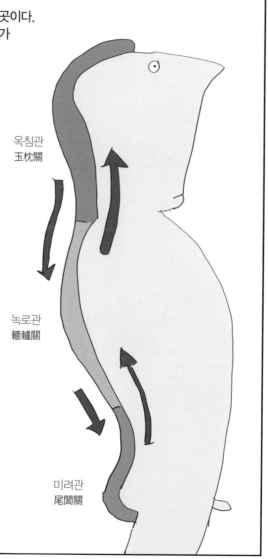

옥침관
玉枕關

녹로관
轆轤關

미려관
尾閭關

04 혼 심기

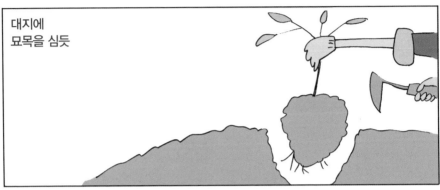

대지에
묘목을 심듯

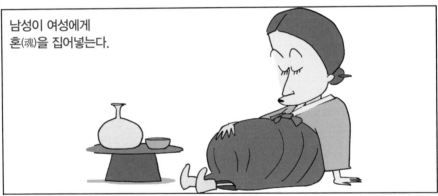

남성이 여성에게
혼(魂)을 집어넣는다.

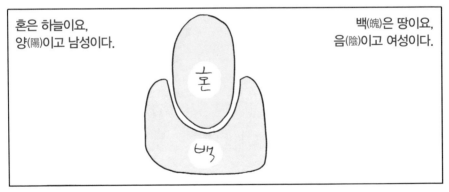

혼은 하늘이요,
양(陽)이고 남성이다.

백(魄)은 땅이요,
음(陰)이고 여성이다.

사람이 죽으면
혼은 하늘로 올라가고
백은 뼈와 함께 땅으로
돌아가 자손들에게
음덕을 베푼다.

혼을 심는다는 것은
성스런 작업이다.

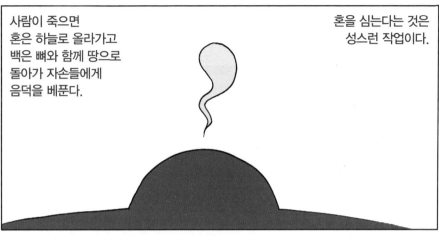

우리 몸속에는 아버지의 혼과
어머니의 백이 깃들어 있다.

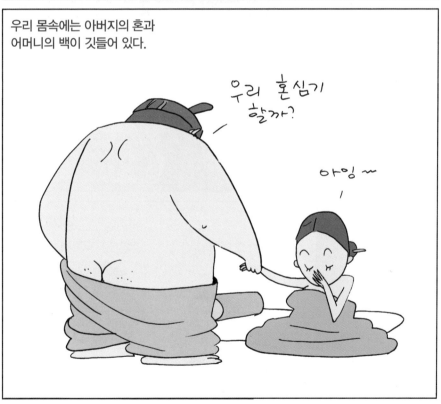

우리 혼심기
할까?

아잉~

05 정액은 보배 중의 보배

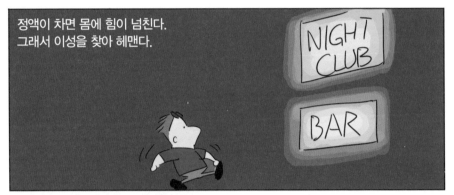

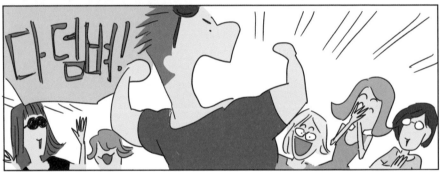

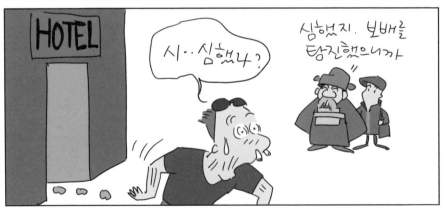

정액은 보배다.
잘 지키면 나이를 천천히 먹는다.

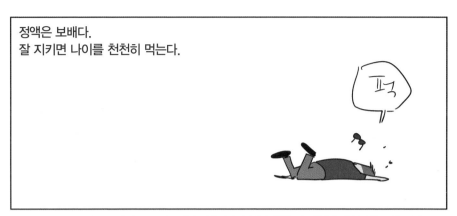

여성에게 이것을 주면 사람을 낳고
자신에게 남기면 자신을 살린다.

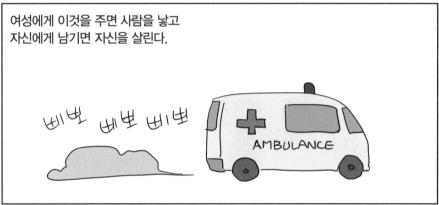

자식을 만드는 데 써도 아까운데
어떻게 헛되이 버릴 수 있으리오.

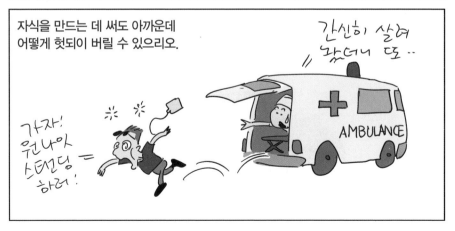

06 밤일에는 밤이 최고

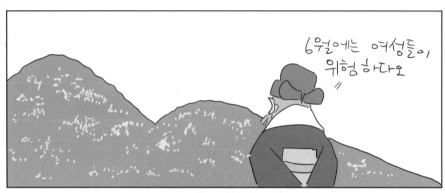

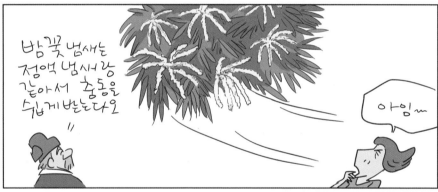

익힌 밤은 소화가 잘되고
살을 찌운다.

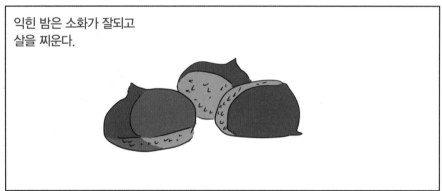

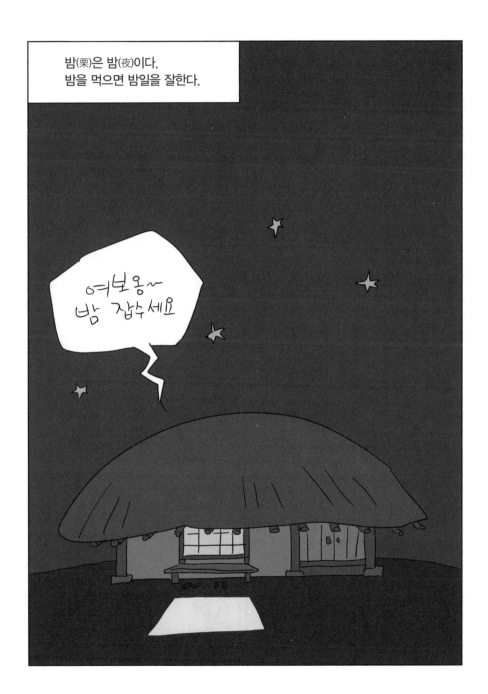

기의 흥망성쇠

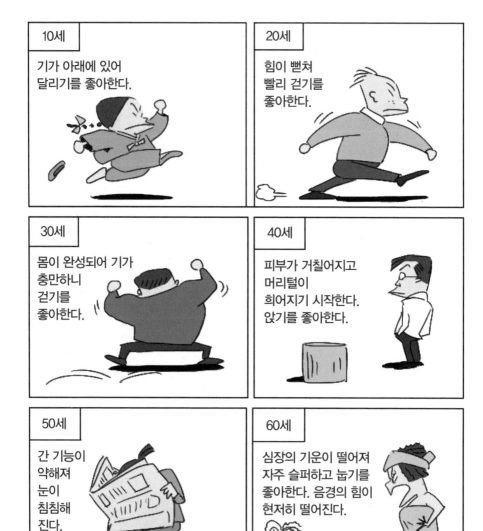

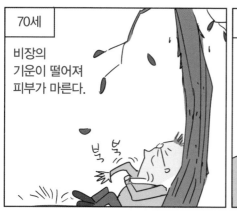

70세

비장의 기운이 떨어져 피부가 마른다.

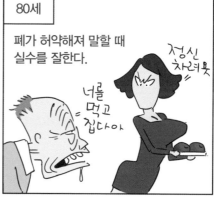

80세

폐가 허약해져 말할 때 실수를 잘한다.

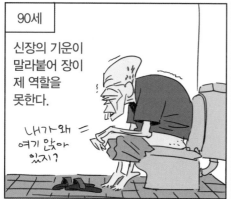

90세

신장의 기운이 말라붙어 장이 제 역할을 못한다.

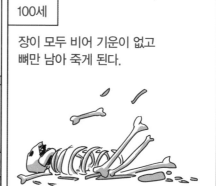

100세

장이 모두 비어 기운이 없고 뼈만 남아 죽게 된다.

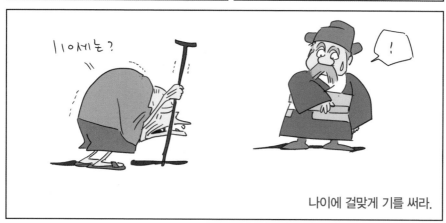

나이에 걸맞게 기를 써라.

자식을 가질 수 없는 나이는?

여자의 생식능력은 7년을 주기로 변한다.

7세 (7×1) : 신장의 기능이 왕성해져서
　　　　　 이를 갈고 머리카락이 길어진다.

14세 (7×2) : 월경을 시작해
　　　　　　 아이를 낳을 수 있다.

21세 (7×3) : 신장의 기운이 고르게 되어
　　　　　　 사랑니가 난다.
　　　　　　 몸의 성장이 최고조에 이른다.

28세 (7×4) : 뼈와 살이 단단해진다.
　　　　　　 신체가 가장 튼튼한 때다.

35세 (7×5) : 얼굴에 윤기가 없어지고
　　　　　　 머리카락이 빠지기 시작한다.

42세 (7×6) : 얼굴이 거칠어지고 머리가
　　　　　　 희어지기 시작한다.

49세 (7×7) : 몸이 허해지고
　　　　　　 월경이 끊긴다.

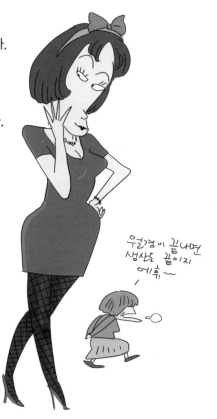

월경이 끝나면
생산도 끝이지
에휴~

남자의 생식능력은 8년을 주기로 변한다.

8세(8×1) : 신장의 기운이 실해져 머리카락이
　　　　　 길어지고 이를 간다.

16세(8×2) : 신장의 기운이 왕성해지고 정기가 넘쳐
　　　　　 아이를 가질 수 있다.

24세(8×3) : 몸이 강해지고 사랑니가 생기면서
　　　　　 성장이 극에 이른다.

32세(8×4) : 전성기를 누린다.

40세(8×5) : 신장 기운이 쇠약해져 머리카락이
　　　　　 빠지고 피부와 치아에 윤기가 없어진다.

48세(8×6) : 양기가 약해져서 얼굴이 초췌해지고
　　　　　 머리카락이 희끗희끗하게 된다.

56세(8×7) : 간장과 신장의 기가 쇠약해지고
　　　　　 정액 생산이 목표치에 이르지 못한다.

64세(8×8) : 이와 머리카락이 빠지게 된다.
　　　　　 오장육부가 모두 제 역할을 못하는
　　　　　 나이니 근육과 뼈에 힘이 빠지고
　　　　　 허리가 굽고 걸음걸이가
　　　　　 바르지 못하다.
　　　　　 당연히 자식을 가질 수 없다.

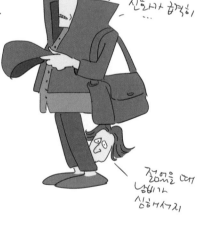

난
40 중반부터
진짜자 급격히
...

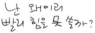

난 왜이리
빨리 힘을 못 쓸까?

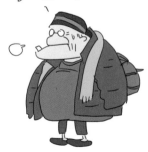

정액을 때
남비가
심해서지

여자는 49세, 남자는 64세에 생산이 끝난다.

첫째, 과식하지 마라.

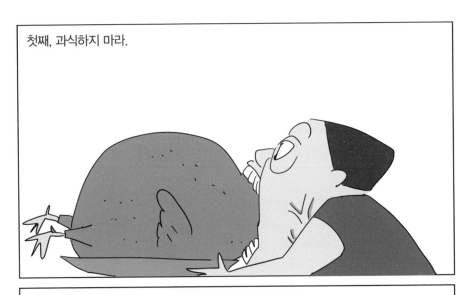

둘째, 숨을 깊고 느리게 쉬어라.

소식하고 느리게 숨 쉬기만 해도 장수한다는데
이 만화를 그리면서도
이걸 실행하지 못한다.

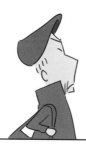

과식하고 무심코
숨 쉰다.

그저 알고 있느냐,
아는 것을 실행하느냐,
단명과 장수의 차이다.

동사아앙~

10 옛날 100세 vs 요즘 50세

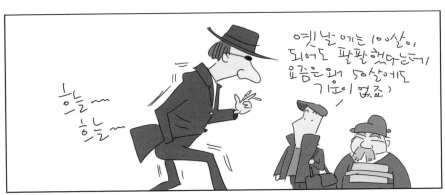

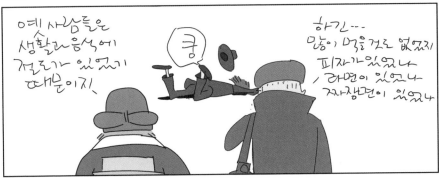

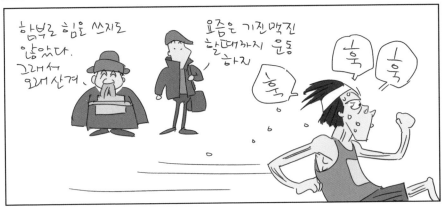

요즘 사람들은
술을 물처럼 마시고
술에 취한 채 성교하니
진이 빠져 정액을
채워둘 틈이 없다.

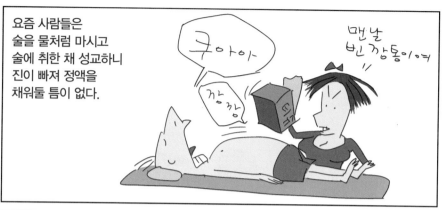

멋대로 행동하고
쾌락에만 힘을 쓰니
50세만 되어도
늙어버린다.

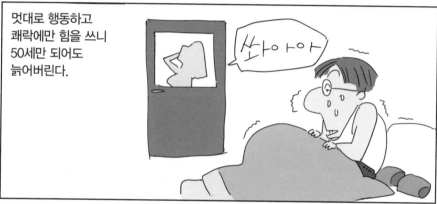

병 없이 오래 살려면
뛰지 마라.
천천히 가라.
앞길이 구만 리다.

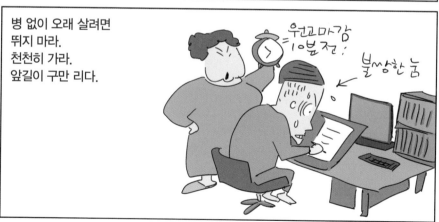

11 천명을 누리려면

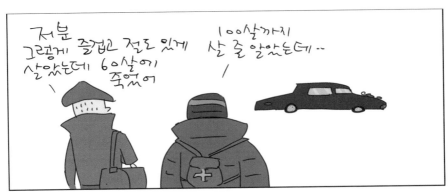

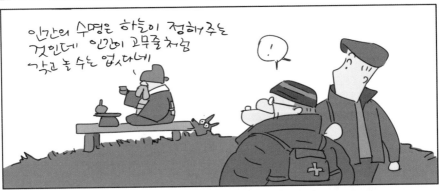

태어날 때
부모 양측에서
좋은 기운을
받은 자는
상이나 중의
수명을 누린다.

부모 중 한쪽에게만
좋은 기운을 받은 자는
중이나 하의 수명을 누린다.

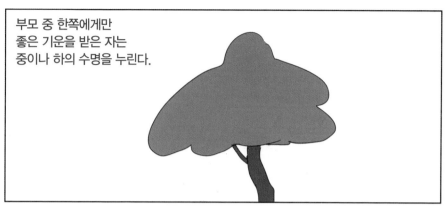

양측 모두에게서 약한 기운을 받은 자는
잘 자라봤자 하의 수명이고 대부분 요절한다.

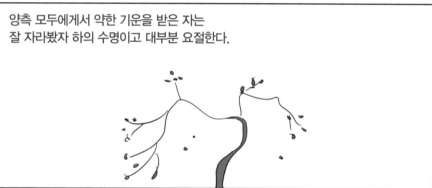

그러나 아무리 좋은 기운을 받고 태어난들
바람을 맞거나 춥거나 덥거나
습한 것 등의 나쁜 기운이
들어온다면, 굶주리거나
포식한다면, 많은 여성을
거느린다면, 무리하게
일해서 병을 얻는다면
다 무슨 소용인가!
하늘에서 내려 준 천명(天命)도
지키지 못하면 소용없다.

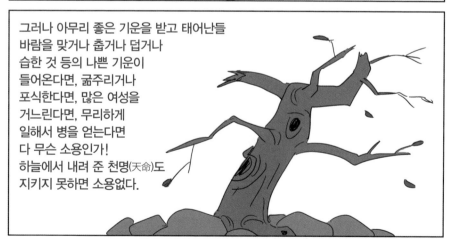

12 누가 더 오래 살까?

① 많이 먹고 운동 많이 한 사람

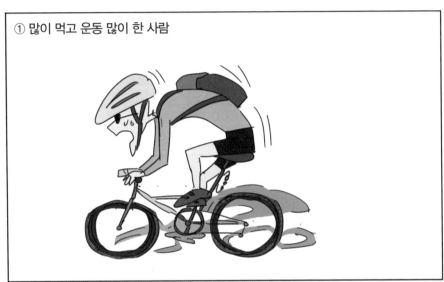

② 적게 먹고 운동 적게 한 사람

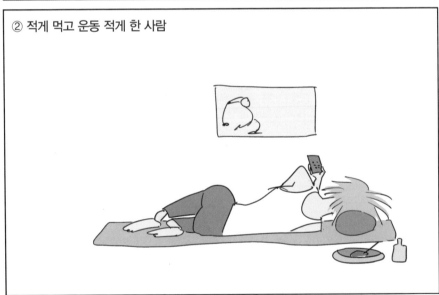

누가 더 오래 살까? 정답은 ②번.
적게 먹고 적게 움직여야 장수한다.

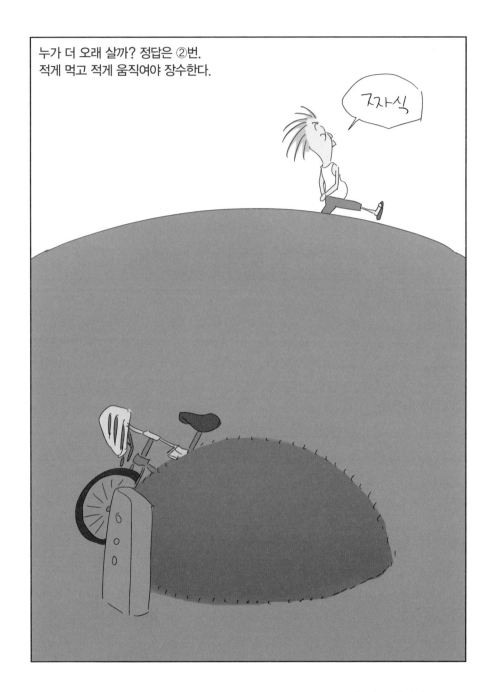

13 장수와 단명의 차이

형태(形)와 기세(氣)가 수명을 정한다.
형태와 기세가 조화로우면 장수,
그렇지 않으면 단명.

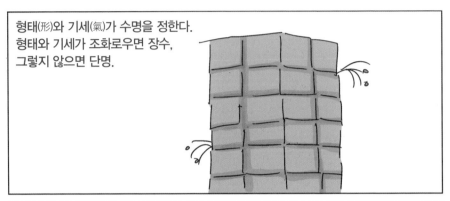

피부와 살이 같이 놀면 장수, 따로 놀면 단명.

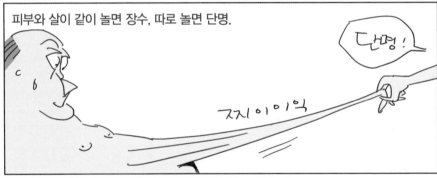

형이 튼튼하고 피부가 부드러우면 장수,
형은 튼튼한데 피부가 뻣뻣하면 단명.

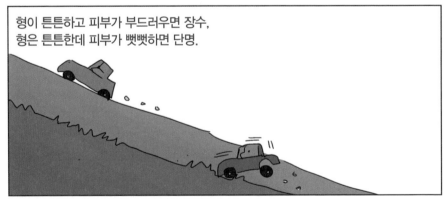

맥에 힘이 있고 충실하면 장수,
힘이 약하고 끊어질 것 같으면 단명.

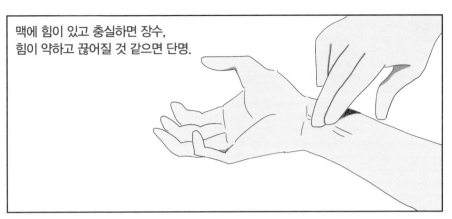

골격이 단단하면 장수, 약하거나 무르면 단명.

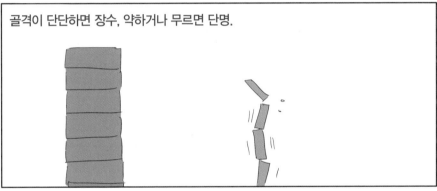

살이 탄탄하면 장수, 물컹하면 단명.

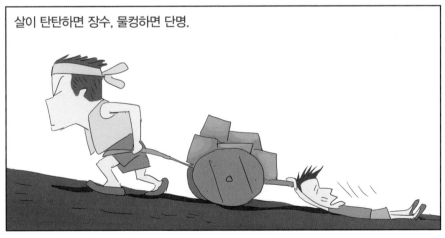

14 오래 사는 사람의 호흡법

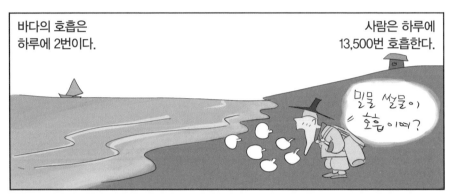

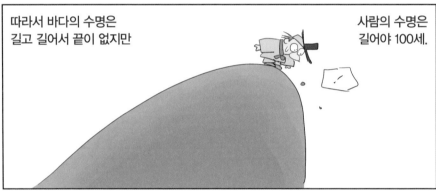

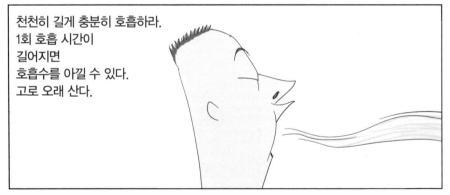

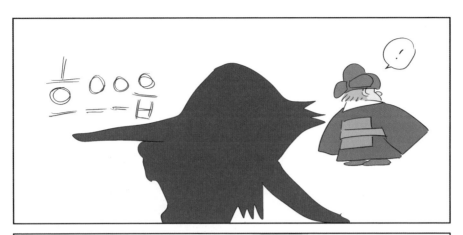

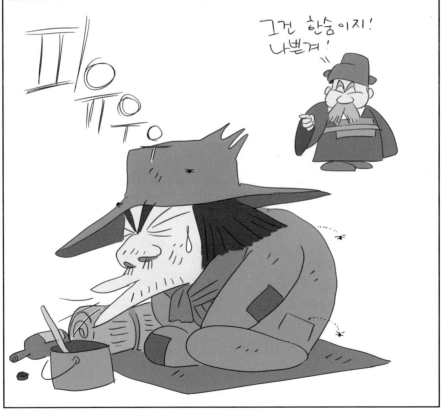

15 선택은 2가지, 죽느냐 사느냐

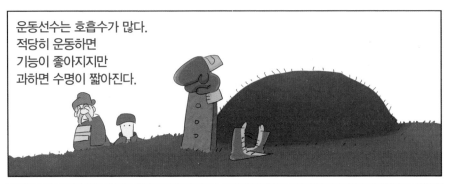

운동선수는 호흡수가 많다.
적당히 운동하면
기능이 좋아지지만
과하면 수명이 짧아진다.

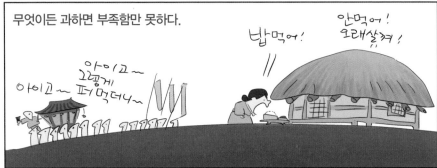

무엇이든 과하면 부족함만 못하다.

아이고~
아이고~ 그렇게
퍼먹더니~

밥먹어!

안먹어!
오래살겨!

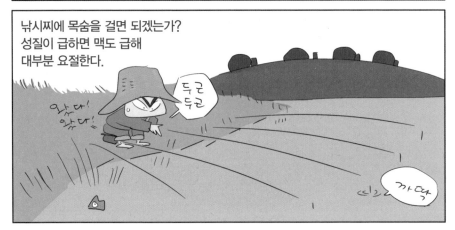

낚시찌에 목숨을 걸면 되겠는가?
성질이 급하면 맥도 급해
대부분 요절한다.

알았다!
알았다!

두근
두근

까딱

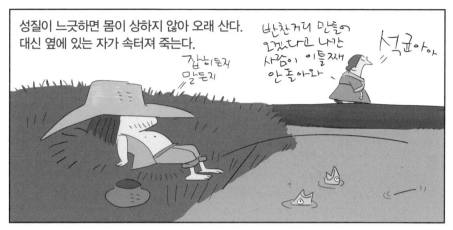

성질이 느긋하면 몸이 상하지 않아 오래 산다.
대신 옆에 있는 자가 속터져 죽는다.

잡히든지
말든지

반찬거리 만들어
오겠다고 나간
사람이 이틀째
안돌아와

석균아아

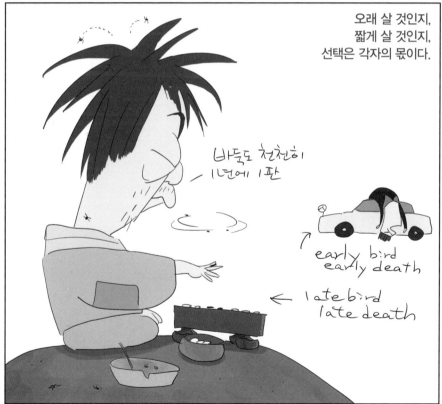

오래 살 것인지,
짧게 살 것인지,
선택은 각자의 몫이다.

바둑도 천천히
1년에 1판

early bird
early death

late bird
late death

16 소 잃고 외양간 고치면 늦다

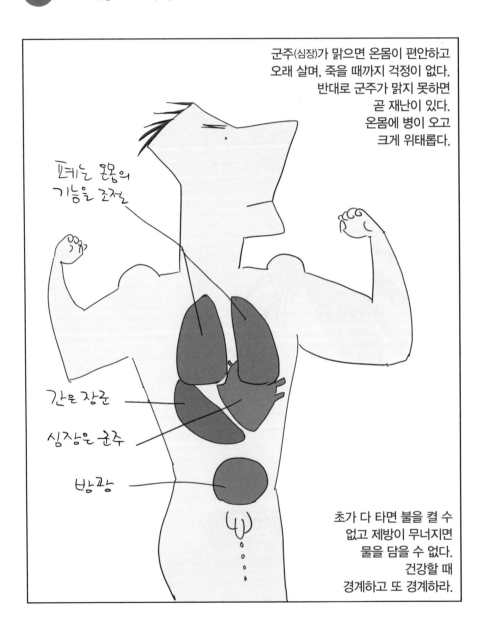

군주(심장)가 맑으면 온몸이 편안하고
오래 살며, 죽을 때까지 걱정이 없다.
반대로 군주가 맑지 못하면
곧 재난이 있다.
온몸에 병이 오고
크게 위태롭다.

폐는 온몸의
기능을 조절

간은 장군

심장은 군주

방광

초가 다 타면 불을 켤 수
없고 제방이 무너지면
물을 담을 수 없다.
건강할 때
경계하고 또 경계하라.

뼈가 굵고 살이 단단하면 오래 산다

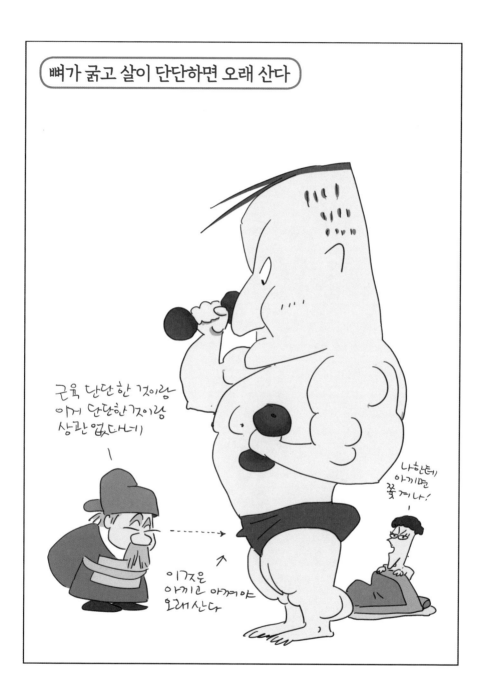

"음양사시(陰陽四時)는 만물의 시작과 끝이며 생사의 근본이다.
근본을 거스르면 재해를 입고 근본을 따르면 큰 병이 들지 않는다.
이것을 일러 도(道)를 깨달았다고 한다."

― 〈내경편(內景篇)〉, 사철 기후에 맞게 정신을 수양한다(四氣調神) 중에서

3장

자연과 사람

사람은 자연과 더불어 사는 것이 아니다.

자연이 곧 사람이다.

자연이 없으면 사람도 없고

사람이 없으면 자연도 없기 때문이다.

《동의보감》에서는 자연이나 사람이나 모두 하나로 보고 있다.

자연의 이치에 따라 사는 것이 곧 사람이 살아가는 길이다.

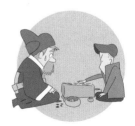

01 계절 따라 사는 법

봄여름에는 늦게 자고 일찍 일어나고
가을에는 일찍 자고 일찍 일어난다.
겨울에는 일찍 자고 늦게 일어난다.

일찍 일어나도
닭이 울기 전에
일어나면 안 되고
늦게 일어나도
해가 뜨기
전에 일어
나야 한다.

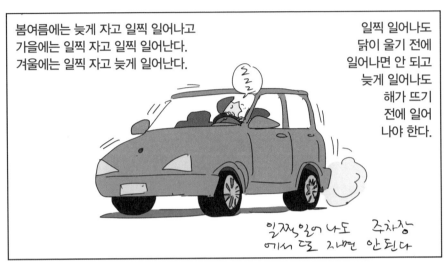

겨울에는 머리를 차갑게 하고
봄가을에는 머리와 다리를
차갑게 한다.

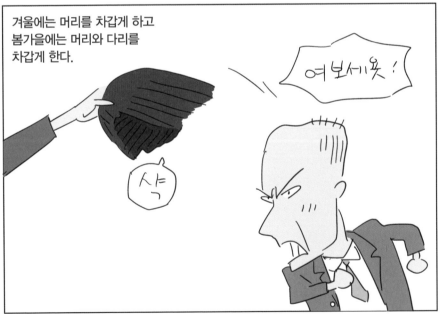

그믐에 몸을 닦고
초하루에 머리를 감는다.

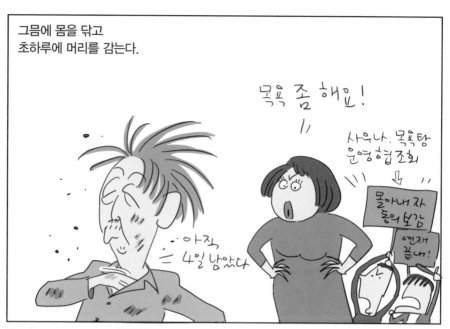

배고플 때와 배부를 때는
목욕하지 않는다.

밥 먹고 3시간 후,
밥 먹기 3시간 전이
목욕하기 좋은 시간이다.

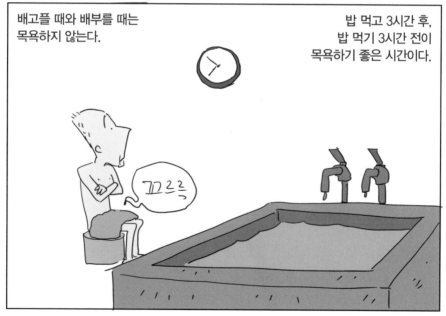

4계절 건강한 몸 만들기

[봄] 아침에 해당

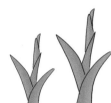

봄엔 늦게 자고 일찍 일어난다.
만물이 새로 돋아나는 것처럼
몸과 마음, 옷차림까지 느긋하게 하여
한가로이 뜰을 거닐며
마음에서 무언가 생겨나게 한다.
곧 1년의 계획을 세우는 때이다.
봄엔 살리되 죽이지 말고 베풀되 빼앗지 마라.
이를 어기면 간이 상하고 여름이 되면
찬 기운으로 인해 병이 생긴다.
여름에 감기에 걸리거나 설사가 잦은 것은
봄에 양생을 잘못했기 때문이다.

[여름] 낮에 해당

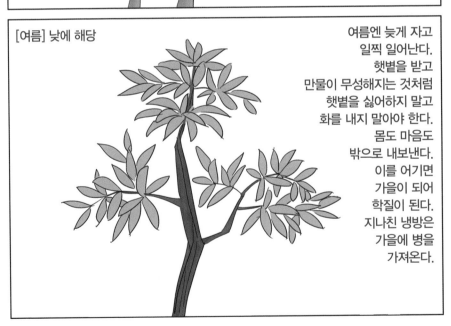

여름엔 늦게 자고
일찍 일어난다.
햇볕을 받고
만물이 무성해지는 것처럼
햇볕을 싫어하지 말고
화를 내지 말아야 한다.
몸도 마음도
밖으로 내보낸다.
이를 어기면
가을이 되어
학질이 된다.
지나친 냉방은
가을에 병을
가져온다.

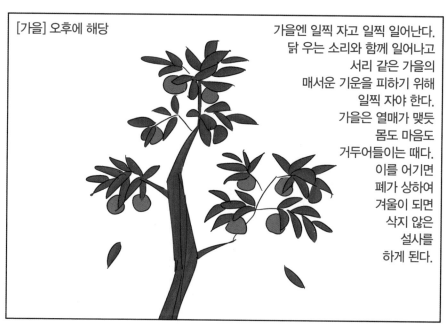

[가을] 오후에 해당

가을엔 일찍 자고 일찍 일어난다.
닭 우는 소리와 함께 일어나고
서리 같은 가을의
매서운 기운을 피하기 위해
일찍 자야 한다.
가을은 열매가 맺듯
몸도 마음도
거두어들이는 때다.
이를 어기면
폐가 상하여
겨울이 되면
삭지 않은
설사를
하게 된다.

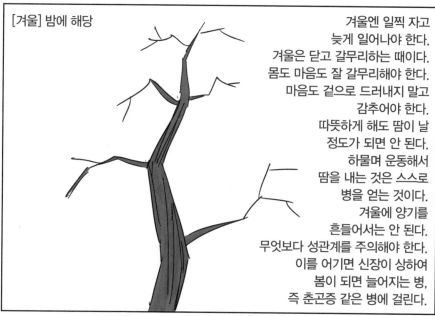

[겨울] 밤에 해당

겨울엔 일찍 자고
늦게 일어나야 한다.
겨울은 닫고 갈무리하는 때이다.
몸도 마음도 잘 갈무리해야 한다.
마음도 겉으로 드러내지 말고
감추어야 한다.
따뜻하게 해도 땀이 날
정도가 되면 안 된다.
하물며 운동해서
땀을 내는 것은 스스로
병을 얻는 것이다.
겨울에 양기를
흔들어서는 안 된다.
무엇보다 성관계를 주의해야 한다.
이를 어기면 신장이 상하여
봄이 되면 늘어지는 병,
즉 춘곤증 같은 병에 걸린다.

봄과 여름에는 머리를 동쪽에 두고
가을과 겨울에는 머리를 서쪽에 둔다.
머리를 북쪽에 두면 안 된다.

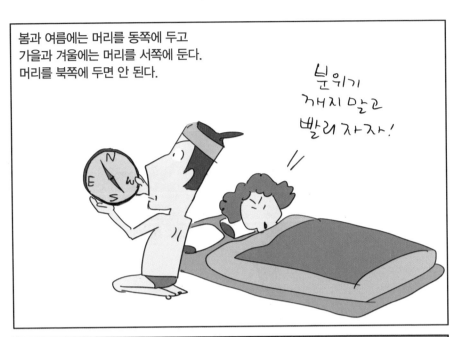

센바람, 큰비, 짙은 안개,
심한 더위와 추위,
큰 눈은 모두 피해라.
여러 가지 용과 귀신이
지나가기 때문이다.

방에서 향을 피우고
조용히 앉아 있어라.

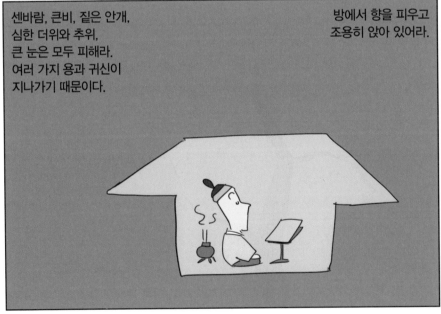

여름에도 따뜻한 음식을 먹어야 한다.
배 속이 늘 따뜻해야 질병이 생기지 않고
혈기가 왕성해진다.

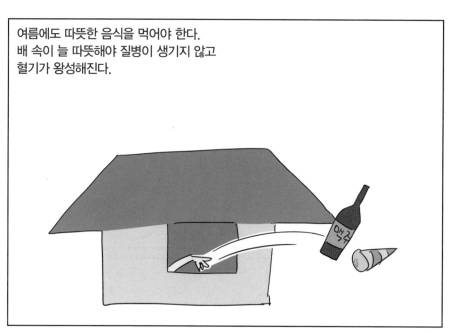

잠자리는 조용하고
깨끗해야 한다.

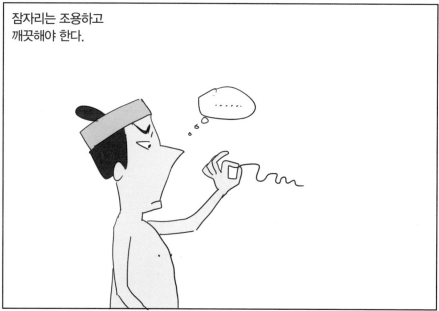

03 여름 최고의 보양식 삼계탕

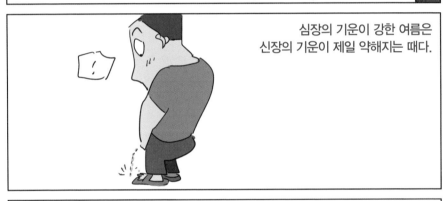

봄은 간장,
여름은 심장,
가을은 폐,
겨울은 신장의
기운이 강하다.

심장의 기운이 강한 여름은
신장의 기운이 제일 약해지는 때다.

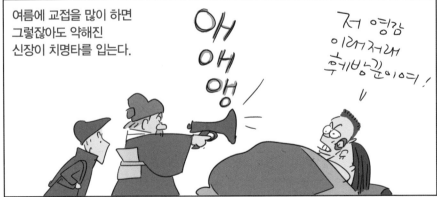

여름에 교접을 많이 하면
그렇잖아도 약해진
신장이 치명타를 입는다.

애
애
앵

저 영감
이러저러
후레방군이여!

찬 것을 먹는 것도
신장에 좋지 않다.

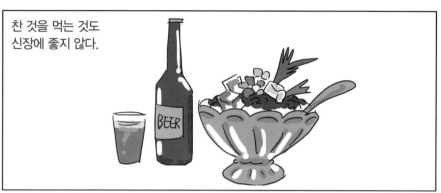

배 속을
따뜻하게 하자.
그래야 여름에
병이 생기지
않고 원기가
왕성해진다.

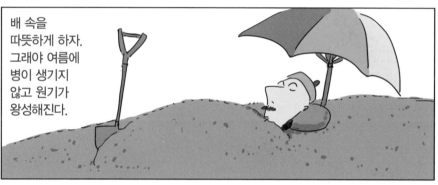

닭은 원산지가 인도다.
해가 뜨면 일어나고
해가 지면 바로 자는 것이 닭이다.
그래서 닭은 성질이 따뜻하다.
여름에는 속이 차니까
인삼을 같이 넣은 삼계탕을 먹는 것이다.
따뜻한 속이 원기를 돋우기 때문이다.
이열(삼계탕)치열(여름 더위)이다.

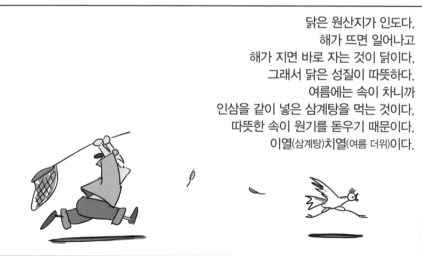

藥念
약념

음식물에 넣어서 맛을
내는 것이 양념이다.
양념이라는 말은
약념에서 나왔다.
약처럼 생각하고
음식에 첨가하라는
뜻이다.

양념으로 음식에 넣는
파, 마늘, 생강, 고추 등이
모두 약이다.
모두 따뜻한 성질이다.

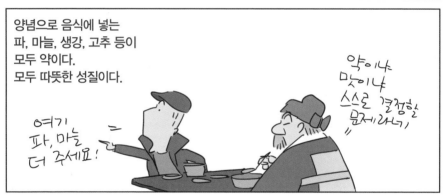

여기
파, 마늘
더 주세요!

약이나
맛이나
스스로 결정할
문제라니!

보리는 굉장히
찬 성질을 갖고 있다.

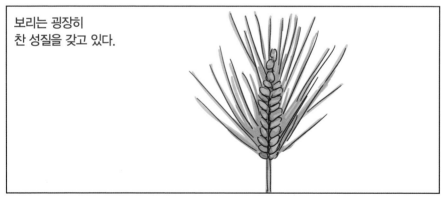

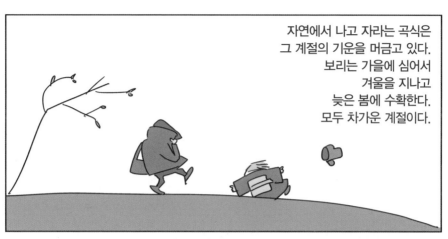

자연에서 나고 자라는 곡식은
그 계절의 기운을 머금고 있다.
보리는 가을에 심어서
겨울을 지나고
늦은 봄에 수확한다.
모두 차가운 계절이다.

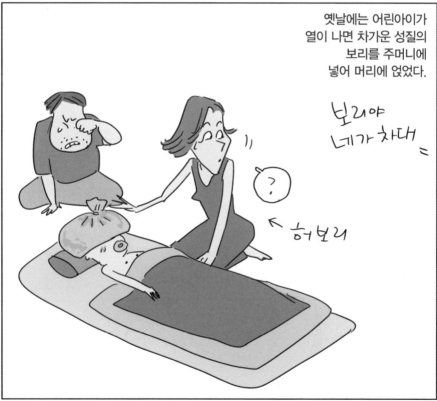

옛날에는 어린아이가
열이 나면 차가운 성질의
보리를 주머니에
넣어 머리에 얹었다.

보리야
네가 차대=

?

← 허보리

05 기후가 유행병을 좌우한다

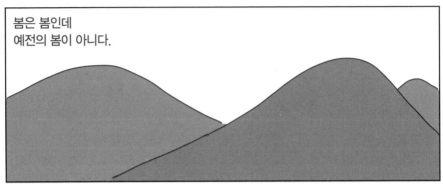
봄은 봄인데
예전의 봄이 아니다.

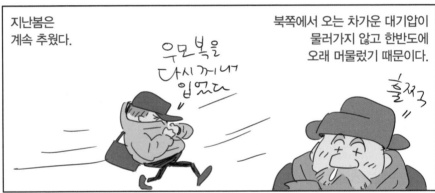
지난봄은
계속 추웠다.

북쪽에서 오는 차가운 대기압이
물러가지 않고 한반도에
오래 머물렀기 때문이다.

우모복을
다시꺼내
입었다

훌쩍

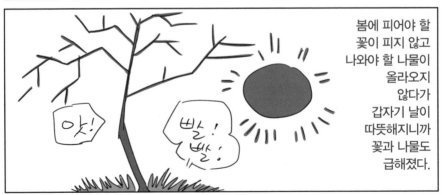
봄에 피어야 할
꽃이 피지 않고
나와야 할 나물이
올라오지
않다가
갑자기 날이
따뜻해지니까
꽃과 나물도
급해졌다.

앗!

빨!
빨!

아카시아 꽃이 남쪽에서 피기 시작하면
강원도까지 한 달에 걸쳐 피는데
올해는 10일 사이에 다 피어버렸다.

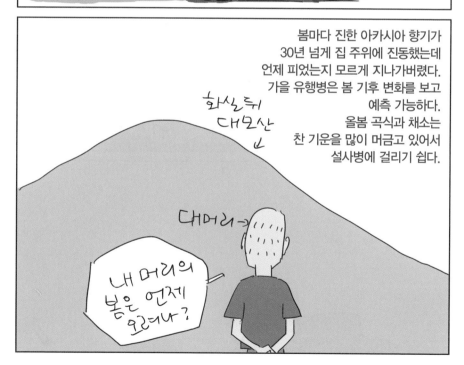

봄마다 진한 아카시아 향기가
30년 넘게 집 주위에 진동했는데
언제 피었는지 모르게 지나가버렸다.
가을 유행병은 봄 기후 변화를 보고
예측 가능하다.
올봄 곡식과 채소는
찬 기운을 많이 머금고 있어서
설사병에 걸리기 쉽다.

06 월요병과 춘곤증

현대인은 바쁘다.
주 5일 일하고 나머지 2일 쉬면
다음 5일을 열심히 일할 것
같지만 그렇지 않다.

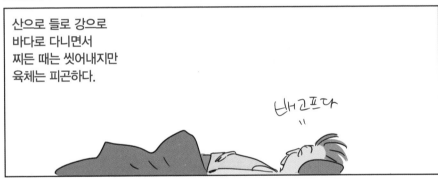

산으로 들로 강으로
바다로 다니면서
찌든 때는 씻어내지만
육체는 피곤하다.

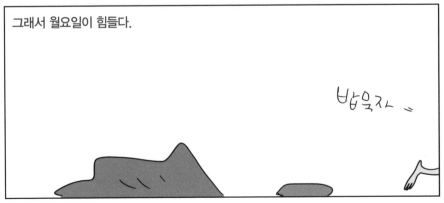

그래서 월요일이 힘들다.

옛날에는 봄, 여름, 가을에
농사 짓고 겨울이면 푹 쉬었다.
그래서 춘곤증이 없었다.

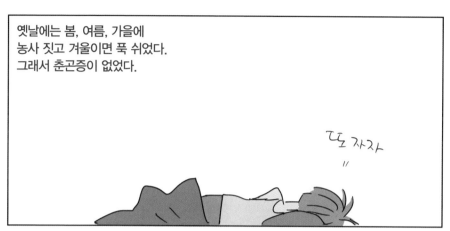

겨울에도 쉬지 못하는 현대인은
봄이 오면 춘곤증을 겪는다.

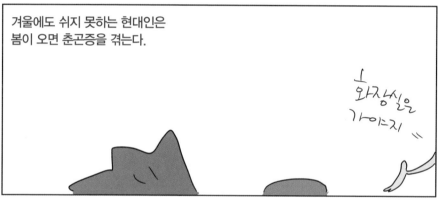

겨울에 푸른 잎 채소 섭취가 부실해서
비타민이 부족하면 춘곤증이 생긴다는데
현대인이 채소를 많이 먹는다고 춘곤증이
사라질까? 제대로 쉬어야 한다.
잘 쉬어야 일도 잘한다.

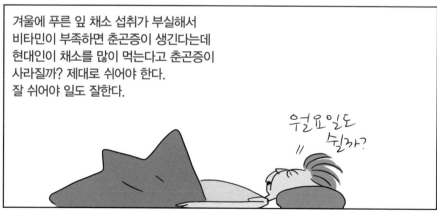

감기에 왜 걸려

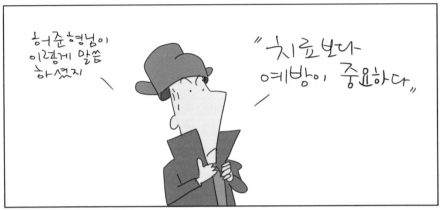

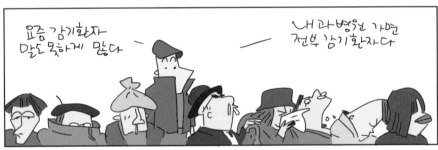

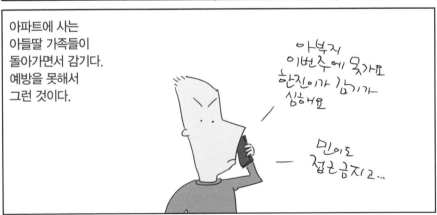

아파트에 사는
아들딸 가족들이
돌아가면서 감기다.
예방을 못해서
그런 것이다.

영만이는 날씨가 약간
쌀쌀해지기 시작하면
집에서 잠옷 대신
내복을 입는다.
패션이 영감 스타일이다.

갑갑해서 창문 열고
잘 때도 있다.

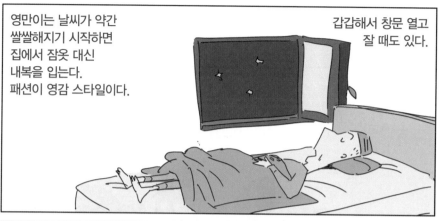

파자마같이 소매가
너른 것을 입으면 바람이
솔솔 들어오니까 콧물이
바로 찍 나온다.

겨울철 온도 높은
아파트에서 반소매,
반바지만 입고 있다가
감기습격을
받는 것이다.

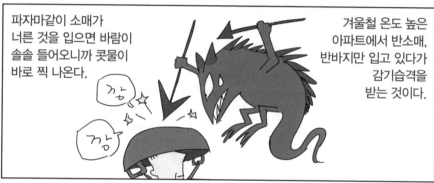

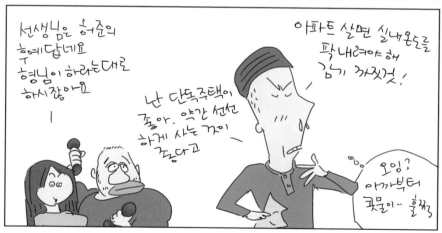

08 예방 또 예방

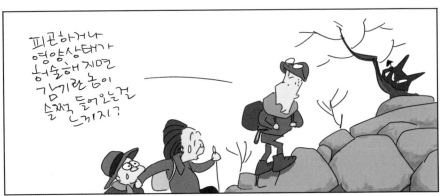

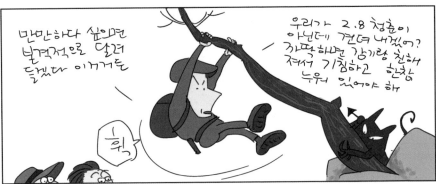

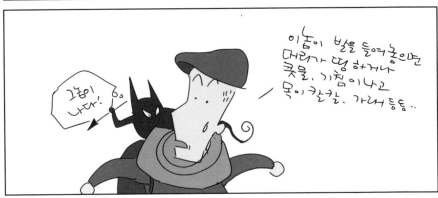

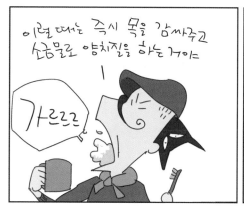

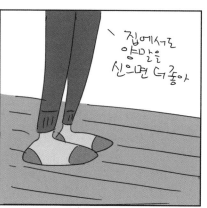

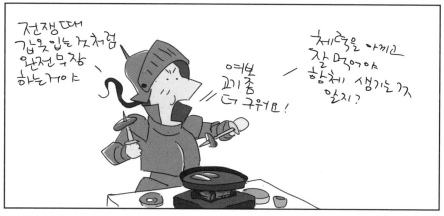

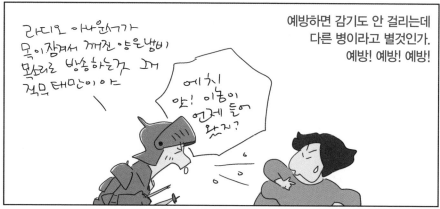

예방하면 감기도 안 걸리는데
다른 병이라고 별것인가.
예방! 예방! 예방!

09 산삼, 인삼, 홍삼의 차이

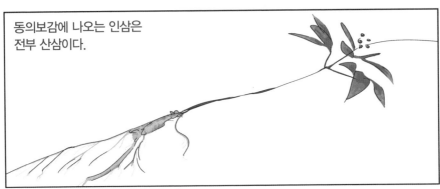

동의보감에 나오는 인삼은
전부 산삼이다.

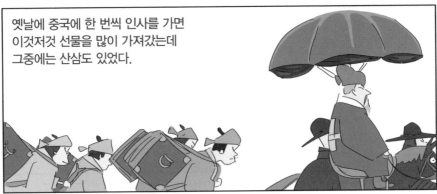

옛날에 중국에 한 번씩 인사를 가면
이것저것 선물을 많이 가져갔는데
그중에는 산삼도 있었다.

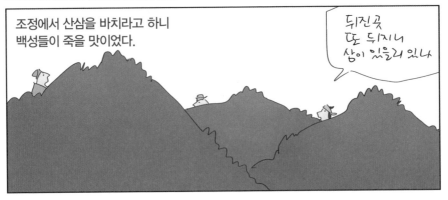

조정에서 산삼을 바치라고 하니
백성들이 죽을 맛이었다.

뒤진곳
또 뒤지니
삼이 있을리 있나

그때 주세붕이 풍기 군수로 가서
백성들의 고통을 해결하고자
삼의 씨앗을 받아
1541년부터 삼을 재배하기 시작했다.
그것이 인삼이다.

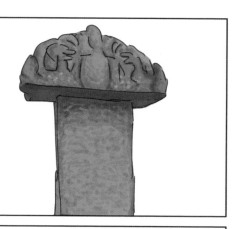

그 인삼을 장사꾼들이
중국으로 들고 가서
판매하는데
습도가 높으니 인삼이
다 썩어버렸다.

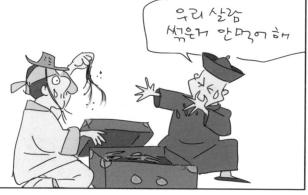

그래서 인삼을 찌고 말린
홍삼이 나온 것이다.

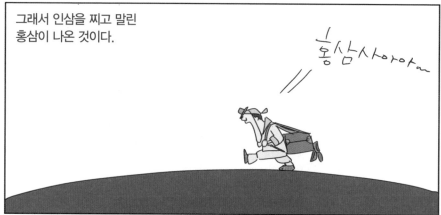

산삼은 죽지 않는다

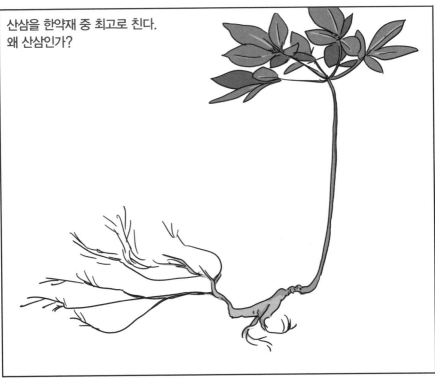

산삼을 한약재 중 최고로 친다.
왜 산삼인가?

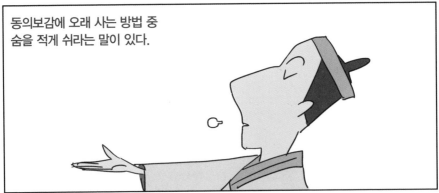

동의보감에 오래 사는 방법 중
숨을 적게 쉬라는 말이 있다.

산삼은 음지에 산다.
호흡을 굉장히 적게 한다.
그리고 오래 산다.

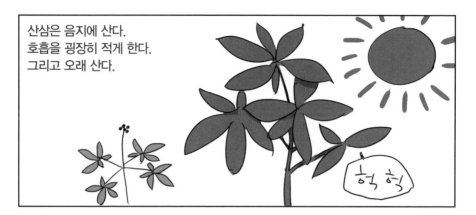

냉장고에 넣어두었다가 다음 해 봄에 꺼내 심었더니
다시 싹이 나올 정도로 생명력이 강하다.

뿌리 밑동을 자르고
심으면 모든 식물은
썩어버리는데 산삼은
다시 살아난다.

그래서 수술 후
상처가 잘 낫지
않거나 저항력이
떨어질 때 쓰면
효과 만점이다.

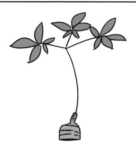

산삼의 놀라운 효과

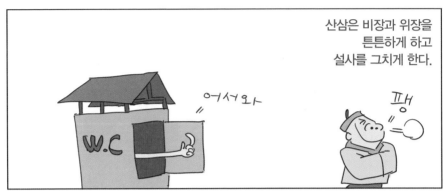

산삼은 비장과 위장을
튼튼하게 하고
설사를 그치게 한다.

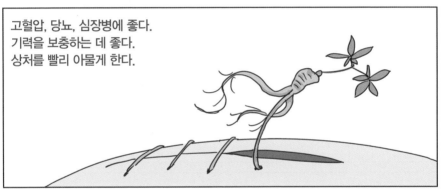

고혈압, 당뇨, 심장병에 좋다.
기력을 보충하는 데 좋다.
상처를 빨리 아물게 한다.

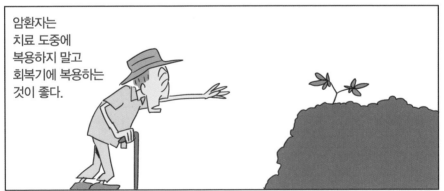

암환자는
치료 도중에
복용하지 말고
회복기에 복용하는
것이 좋다.

임금 중 제일 오래 산 임금은 영조다.
산삼을 엄청나게 먹었다.

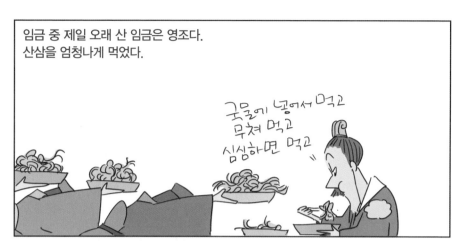

그러나 산삼은 값이 비싸다.
속기 쉽다.
누구나 다 전문가를
자칭한다.
믿을 만한 구입처를
찾는 것이 중요하다.

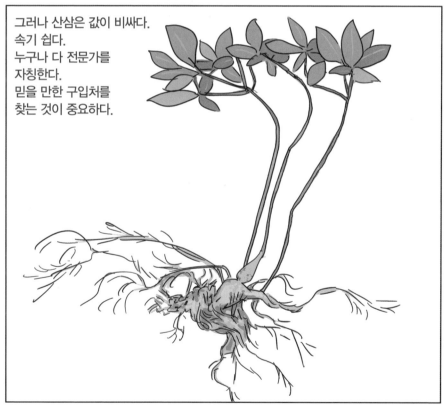

산삼 감정법

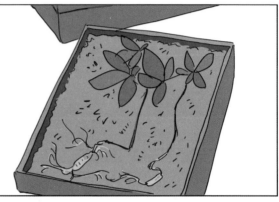

한국 사람이 산삼을
귀하게 여기다보니
이웃 중국에서 산삼이
많이 들어온다.
개중에는 원산지를 국산으로
속이는 경우가 흔하다.

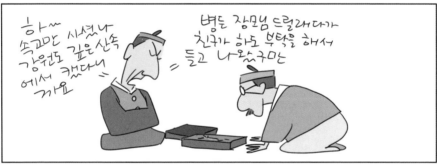

하~ 속고만 사셨나 강원도 깊은 산속에서 캤다니까요

병든 장모님 드릴라다가 친구가 하도 부탁을 해서 들고 나왔구마는

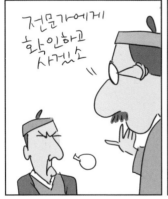

전문가에게 확인하고 사겠소

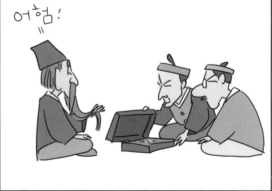

어험!

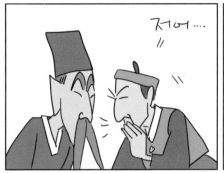

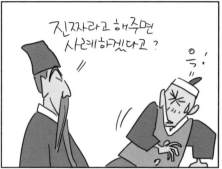

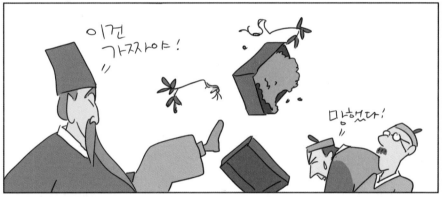

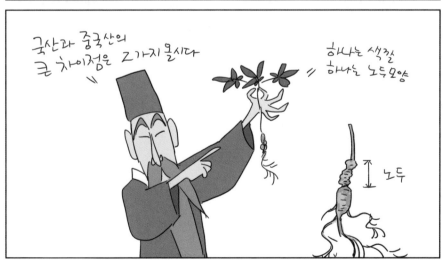

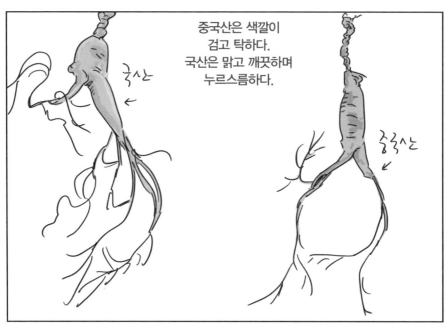

중국산은 색깔이
검고 탁하다.
국산은 맑고 깨끗하며
누르스름하다.

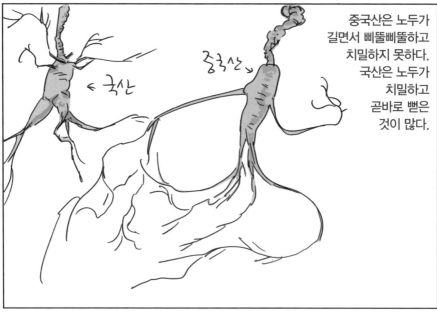

중국산은 노두가
길면서 삐뚤삐뚤하고
치밀하지 못하다.
국산은 노두가
치밀하고
곧바로 뻗은
것이 많다.

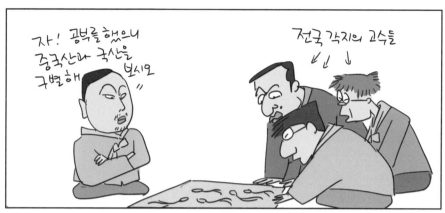

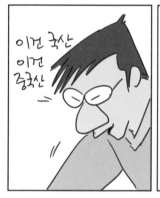

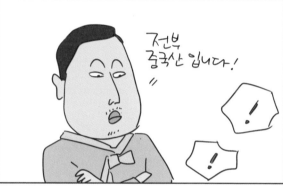

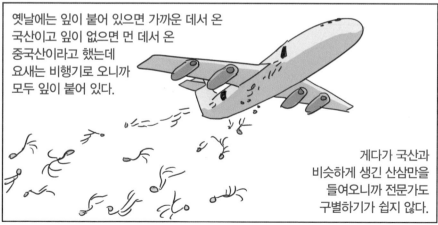

옛날에는 잎이 붙어 있으면 가까운 데서 온 국산이고 잎이 없으면 먼 데서 온 중국산이라고 했는데 요새는 비행기로 오니까 모두 잎이 붙어 있다.

게다가 국산과 비슷하게 생긴 산삼만을 들여오니까 전문가도 구별하기가 쉽지 않다.

자연삼 vs 재배삼

자연적으로
자생한 산삼은
극히 드물다.

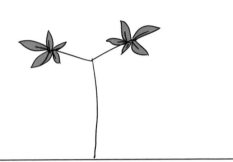

대부분 인삼밭의 씨가
동물을 통해서 산에
뿌려져서 자란 것이다.

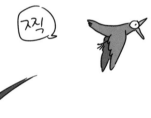

인삼밭 삼씨가
산속에서 1대를 살고
2대를 살면 야생삼,
3대를 살면 지종삼
이라 한다.

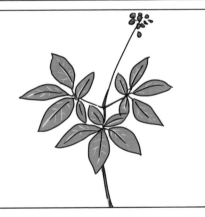

사람 1대는 30년이지만
산삼 1대는 20년이다.
최소 3대는 지나야만
좋은 산삼이다.

자연삼은 사람 손이 닿지 않은 삼이다.

자연삼: 천종삼, 지종삼, 야생삼(야생 1대, 야생 2대)
재배삼: 인삼, 장뇌삼, 산양삼

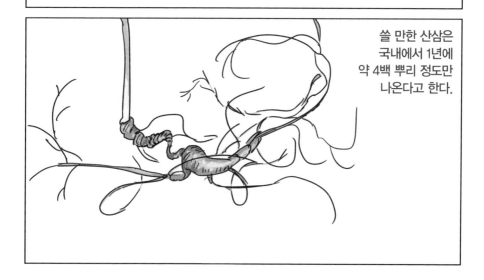

쓸 만한 산삼은
국내에서 1년에
약 4백 뿌리 정도만
나온다고 한다.

별난 산삼, 별난 사기 수법

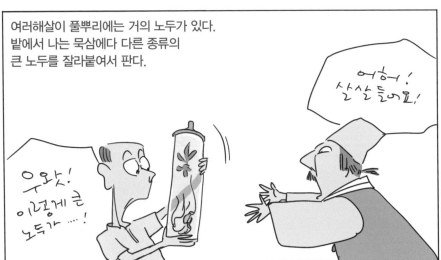

여러해살이 풀뿌리에는 거의 노두가 있다.
밭에서 나는 묵삼에다 다른 종류의
큰 노두를 잘라붙여서 판다.

우와!
이렇게 큰
노두가 …!

어허!
살살 들어요!

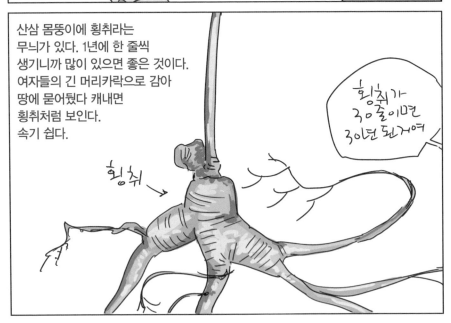

산삼 몸뚱이에 횡취라는
무늬가 있다. 1년에 한 줄씩
생기니까 많이 있으면 좋은 것이다.
여자들의 긴 머리카락으로 감아
땅에 묻어뒀다 캐내면
횡취처럼 보인다.
속기 쉽다.

횡취 →

횡취가
30줄이면
30년 된거여

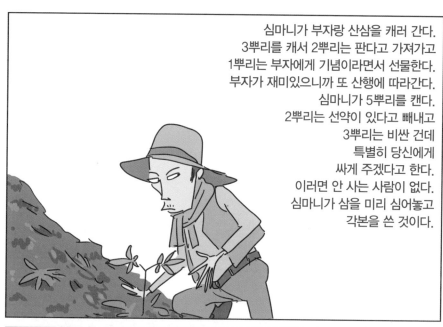

심마니가 부자랑 산삼을 캐러 간다.
3뿌리를 캐서 2뿌리는 판다고 가져가고
1뿌리는 부자에게 기념이라면서 선물한다.
부자가 재미있으니까 또 산행에 따라간다.
심마니가 5뿌리를 캔다.
2뿌리는 선약이 있다고 빼내고
3뿌리는 비싼 건데
특별히 당신에게
싸게 주겠다고 한다.
이러면 안 사는 사람이 없다.
심마니가 삼을 미리 심어놓고
각본을 쓴 것이다.

개한테 산삼을 냄새로 구별하는 훈련을 시켰다. 마약탐지견처럼.
그리고 광고를 내서 회원들을 모집하고 산행을 했다.
몇 뿌리나 캤을까? 산에서 자유를 얻은 개가 도망쳐버려서
회원들은 개를 찾다가 해를 넘겼다.

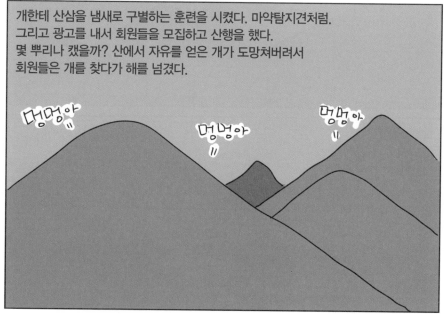

'심봤다'의 숨은 뜻

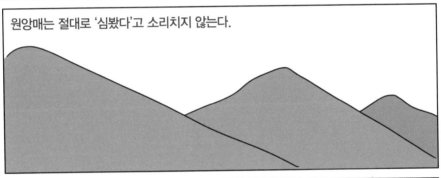

산삼 분배 방식은 2가지가 있다.

독매: 발견한 사람이 전부 가진다.
원앙매: 일행이 나눠 가진다.

원앙매는 절대로 '심봤다'고 소리치지 않는다.

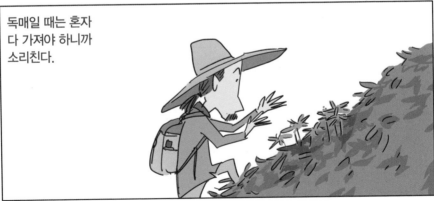

독매일 때는 혼자
다 가져야 하니까
소리친다.

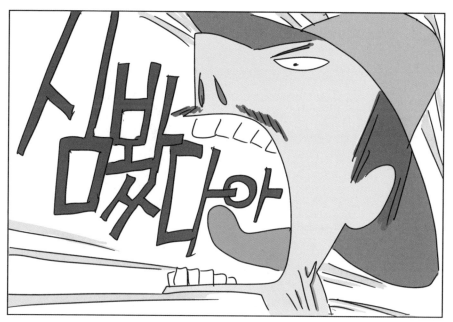

'심봤다' 소리가 울려 퍼지면 부근의
심마니들은 산삼 채취가 끝날 때까지
제자리에 앉아 기다린다.

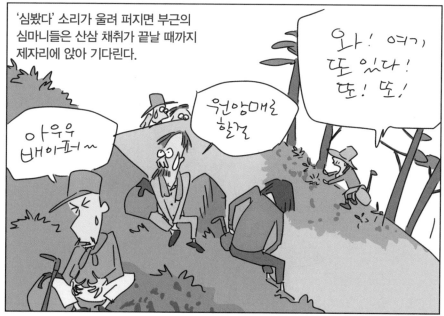

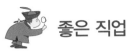

좋은 직업

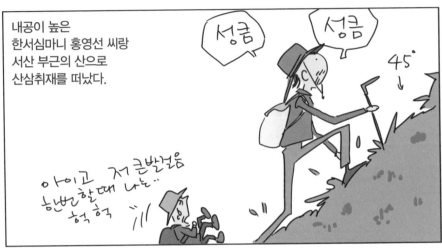

내공이 높은
한서심마니 홍영선 씨랑
서산 부근의 산으로
산삼취재를 떠났다.

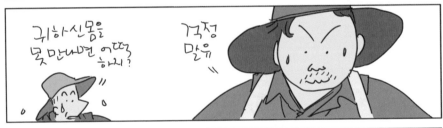

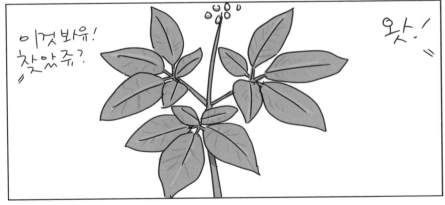

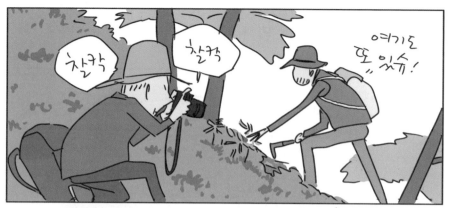

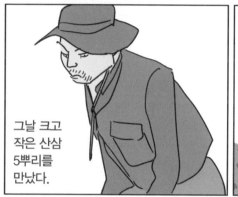

그날 크고
작은 산삼
5뿌리를
만났다.

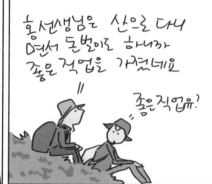

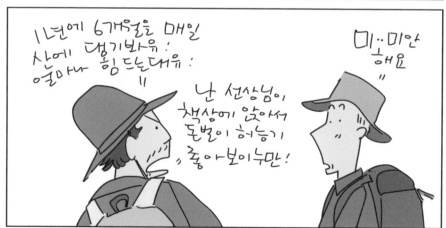

8월 삼과 9월 삼, 뭐가 좋을까?

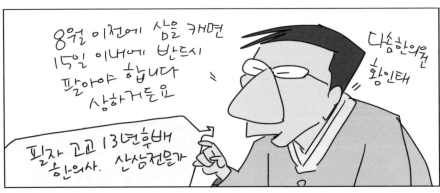

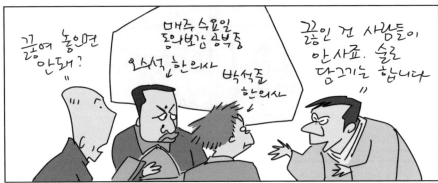

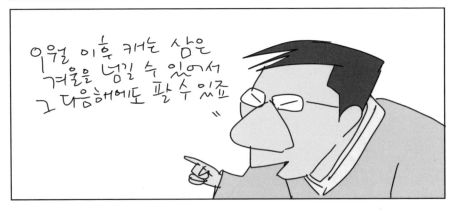

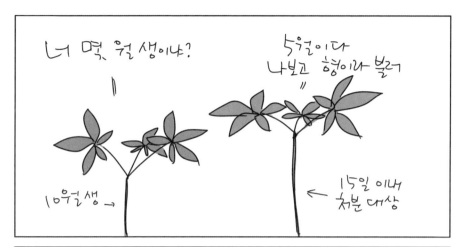

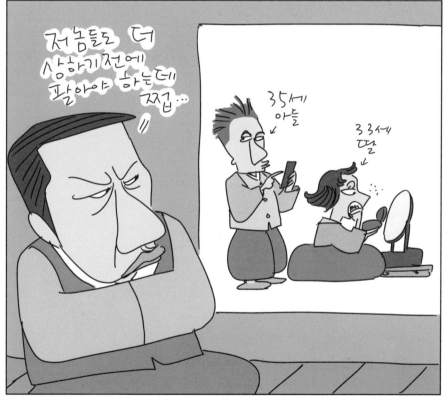

산삼을 취급하면서 단명한 사람

산삼을 빨리
팔아야 하는 걸
이용하는 사람도 있다.

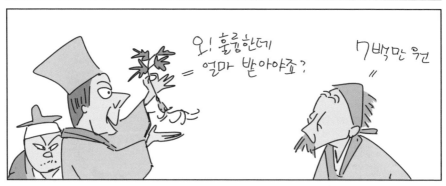

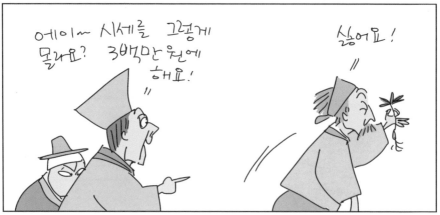

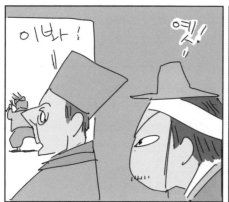

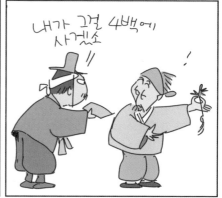

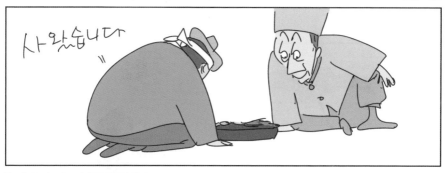

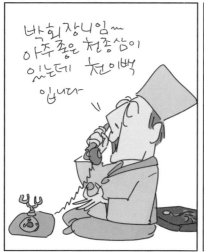

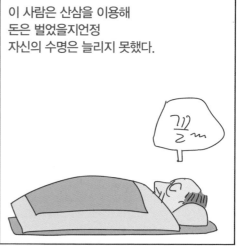

이 사람은 산삼을 이용해
돈은 벌었을지언정
자신의 수명은 늘리지 못했다.

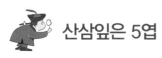 ## 산삼잎은 5엽

산삼잎은 5엽이다.
5엽짜리 식물이
여럿 있는데
산삼과 가장
비슷한 것이

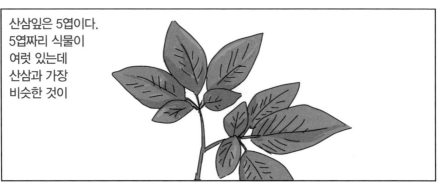

천남성잎과
오가피잎이다.

천남성 →

오가피 ↗

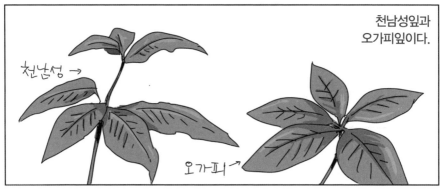

그러나 자세히 보면
구별이 가능하다.
산삼잎 중 3잎은 크고
2잎은 작다.

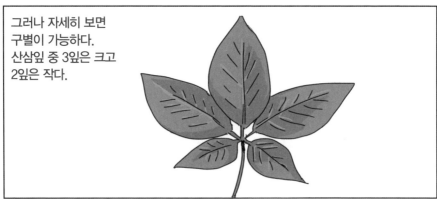

산삼은 싹이 난 첫해에 3엽이 먼저 난다.

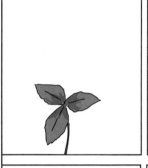

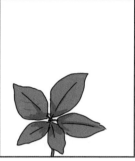

3엽: 1～3년
5엽: 2～12년
2구: 7～25년
3구: 13～35년
4구: 25～60년
5구: 35～100년
6구: 45～120년

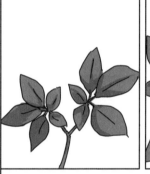

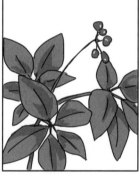

구: 5엽이 난 가지 수

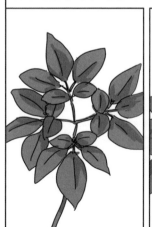

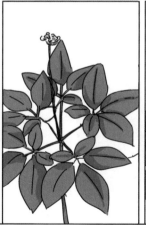

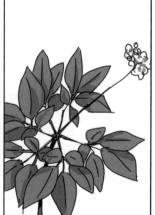

참고: 홍영선 《산삼감정기법》, 푸른향기

10 자궁에 좋은 해삼

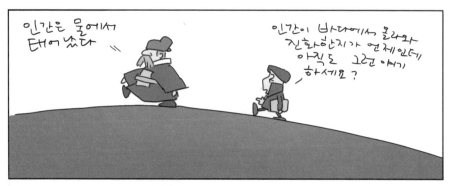

인간은 물에서 태어났다

인간이 바다에서 올라와 진화한지가 언제인데 아직도 그런 얘기 하세요?

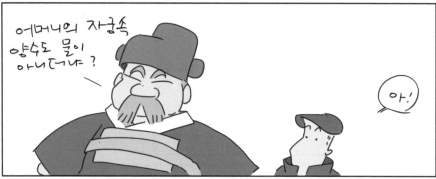

어머니의 자궁속 양수도 물이 아니더냐?

아!

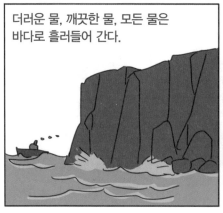

더러운 물, 깨끗한 물, 모든 물은 바다로 흘러들어 간다.

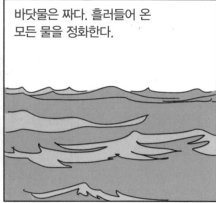

바닷물은 짜다. 흘러들어 온 모든 물을 정화한다.

그래서 임신했을 때 아이가
완전히 자리를 잡지 못했거나
자궁이 약할 때 쓰는 약이
바다에서 나는 해삼이다.

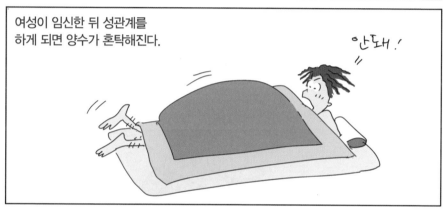

여성이 임신한 뒤 성관계를
하게 되면 양수가 혼탁해진다.

혼탁해진 양수를 맑게 하는 데
가장 좋은 것 역시 해삼이다.

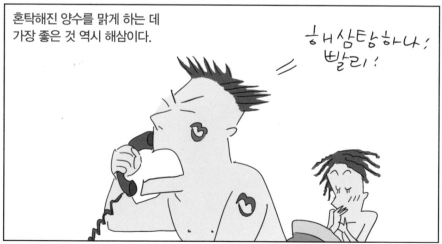

11 염도 0.9%의 비밀

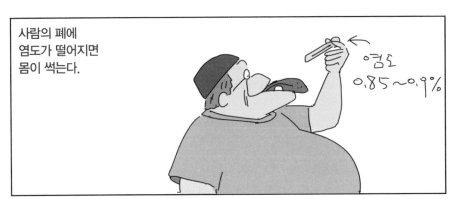

사람의 폐에
염도가 떨어지면
몸이 썩는다.

염도
0.85~0.9%

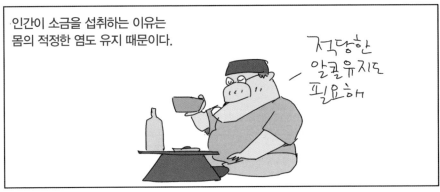

·인간이 소금을 섭취하는 이유는
몸의 적정한 염도 유지 때문이다.

적당한
알콜유지도
필요해

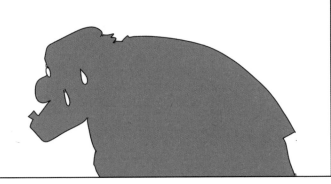

장마철 바닷물의
염도가 낮아지면
전염병이 돌고
사람의 몸도
염도가 낮아지면
각종 세균이
몸속에
득실거린다.

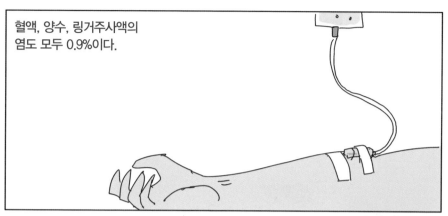

혈액, 양수, 링거주사액의
염도 모두 0.9%이다.

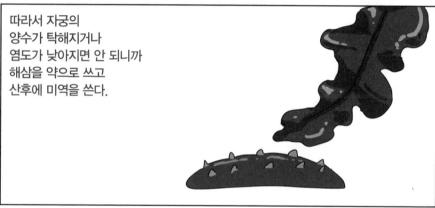

따라서 자궁의
양수가 탁해지거나
염도가 낮아지면 안 되니까
해삼을 약으로 쓰고
산후에 미역을 쓴다.

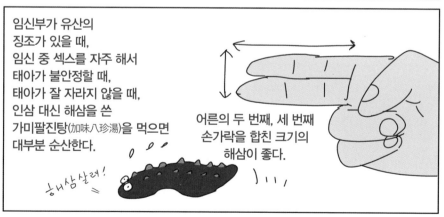

임신부가 유산의
징조가 있을 때,
임신 중 섹스를 자주 해서
태아가 불안정할 때,
태아가 잘 자라지 않을 때,
인삼 대신 해삼을 쓴
가미팔진탕(加味八珍湯)을 먹으면
대부분 순산한다.

어른의 두 번째, 세 번째
손가락을 합친 크기의
해삼이 좋다.

해삼살려!

12 자연산 비아그라, 낙지

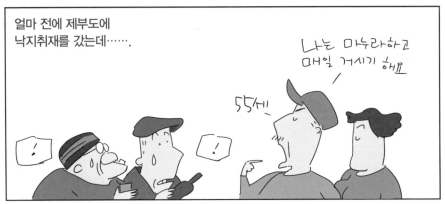

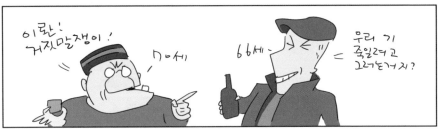

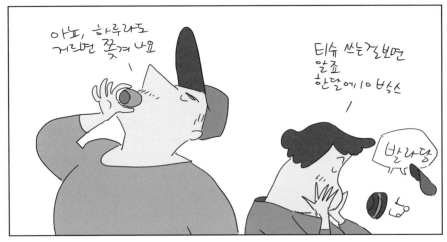

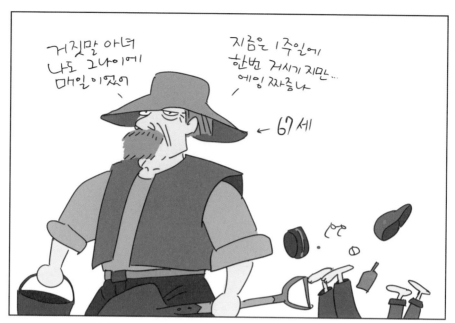

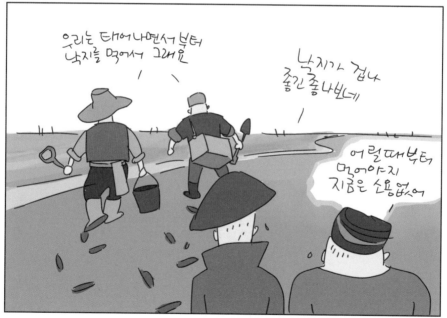

"질병을 치료코자 하면 먼저 그 마음을 다스려야 한다.
마음을 바로잡는 것은 반드시 도에 바탕을 두어야 한다."

—〈내경편(內景篇)〉, 도로써 병을 다스린다(以道療病) 중에서

4장

마음 다스리기

"욕치기병(欲治其病), 선치기심(先治其心)."
"네 병을 다스리고자 한다면 먼저 네 마음을 다스려라."

《동의보감》의 모든 가르침은 이 한 마디에 담겨 있다.
그러나 마음을 다스리는 일은 누구나 할 수 있는 일이 아니다.
오죽하면 신부님들은 결혼을 버리고 스님들은 세속을 버릴까.
의학이 존재하는 이유는 바로 여기에 있다.
마음을 비우고 좋은 것만 먹고 무리하지 않으면서 바른 생활을 하면
누가 병에 걸리겠는가. 그러지 못하기 때문에 의학은
병든 사람에게 위안이 된다.
그래도 마음 다스리기를 버려서는 안 된다.
온갖 나쁜 짓은 다 해놓고 의사와 약을 돈으로 사는 것은
가장 나쁜 일이다. 그런 일은 나에게 해가 될 뿐만 아니라
다른 사람과 나아가 자연에도 해가 될 것이기 때문이다.

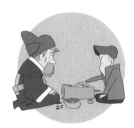

모든 병의 근원은 마음

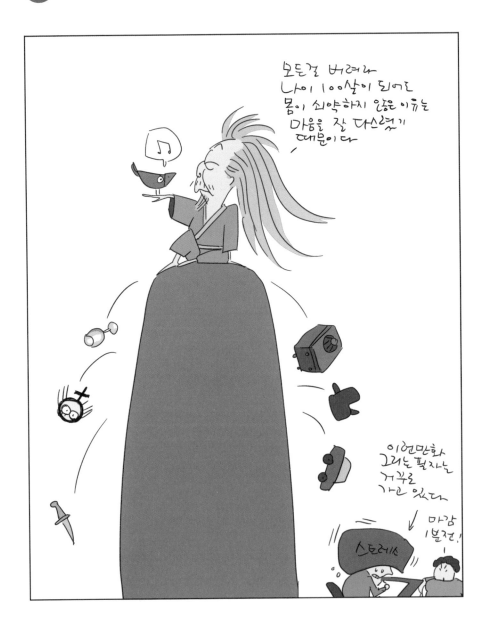

요즘은 겉으로 보이는 병만 치료한다.
근본을 무시한다.
골병든 몸통은 놔두고
부러진 가지만 치료하니
어리석다.

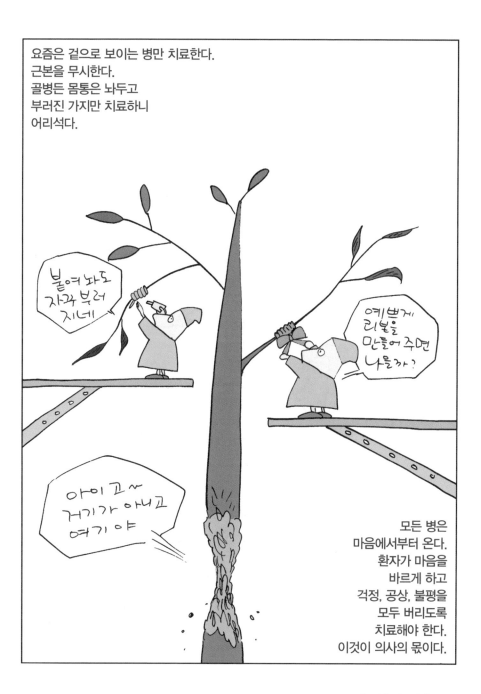

모든 병은
마음에서부터 온다.
환자가 마음을
바르게 하고
걱정, 공상, 불평을
모두 버리도록
치료해야 한다.
이것이 의사의 몫이다.

02 도인과 의원의 차이

도인은 병이 생기기 전에 마음을 치료하고
의원은 병이 생긴 다음에 침, 뜸, 약으로 치료한다.

무심無心은 도道로 가는 지름길

64세 때 늙고
죽는 것을
두려워했던 노인이
좋은 스승을 만나
도를 튼 후
100세 넘게 살았다.

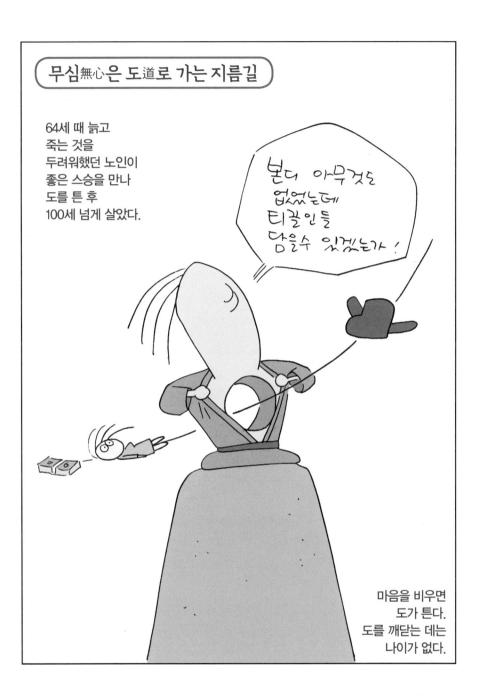

마음을 비우면
도가 튼다.
도를 깨닫는 데는
나이가 없다.

03 사람의 진기는 1근

사람의 몸에 있는 진기(眞氣)는 1근.
어지러운 욕정으로 정을 없애고
생각을 많이 해서 신이 상하고
피로가 지나쳐 기가 빠진다면
이미 1근의 진기를 다 써버린 것이다.
좋은 직장에 취직한들 제 몫을 하겠는가.

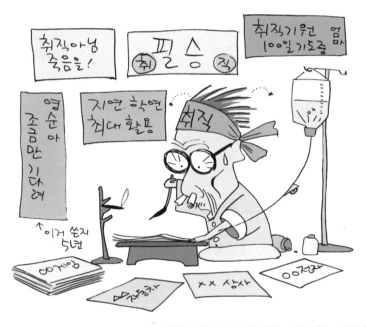

인간이 태어나서 유아원→유치원→초등학교
→중학교→고등학교→대학교→대학원→유학.
공부만 하다가 진기 바닥난다. 이게 사는 꼴인가!

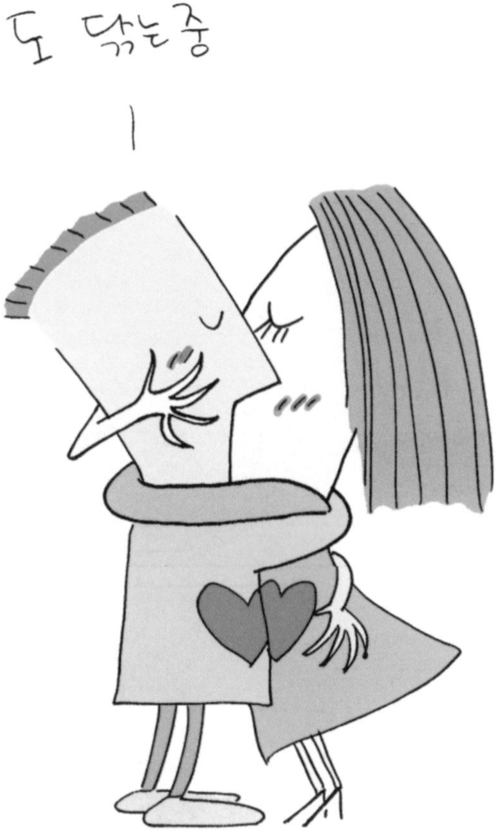

04 소박하라

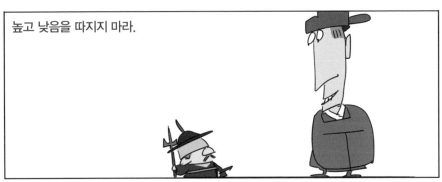

높고 낮음을 따지지 마라.

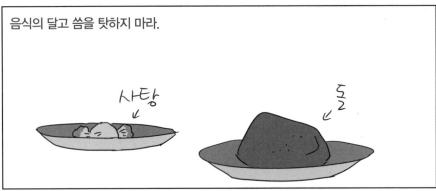

음식의 달고 씀을 탓하지 마라.

사탕

돌

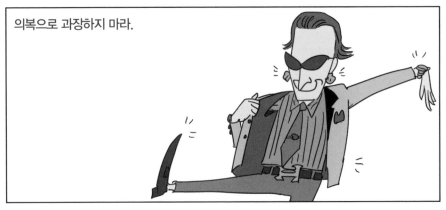

의복으로 과장하지 마라.

화려하게 말고 수수하게 살아라.
이것이 소박(素朴)이다.

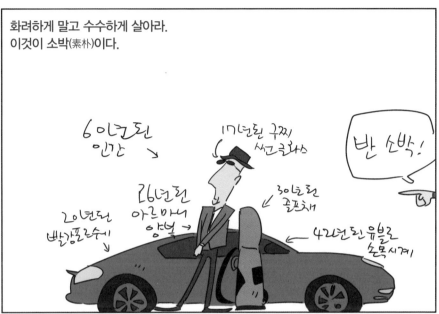

소박하면 욕심과 잡념이 사라지고
마음과 정신이 안정되어서
오래 살고 사물에 대해
조금도 겁내지 않게 된다.

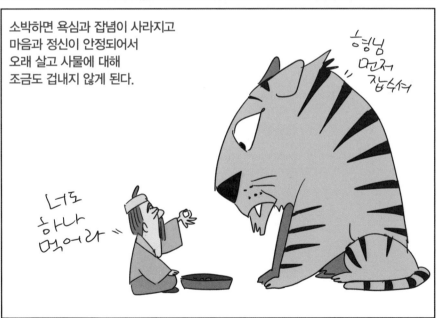

"비유하자면 오래된 나무라도 어린 가지를 접붙이면 다시 살아날 수 있는 것과 같다. 사람이 늙었어도 진기(眞氣)를 돌려서 보하면 노인이 아이로 돌아갈 수 있는 것이다."

－〈내경편(內景篇)〉, 배우는 데는 빠르고 늦은 것이 없다(學道無早晚) 중에서

5장

양생법의 원칙

양생(養生)이란 생명을 기르는 일이다.

삶을 살리는 일이다.

삶을 온전히 살리려면

자연의 이치에 따라, 몸의 이치에 따라 살아야 한다.

이치는 어려운 것이 아니다.

다만 실천하지 못하기 때문에 어려운 것이다.

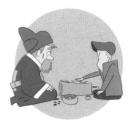

01 진정한 수명

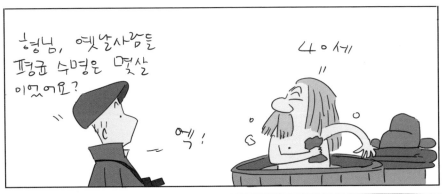

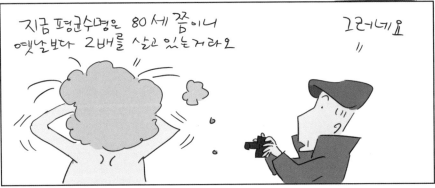

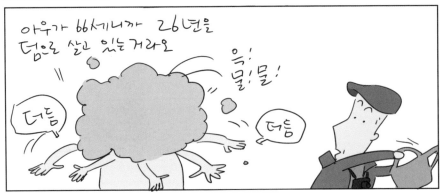

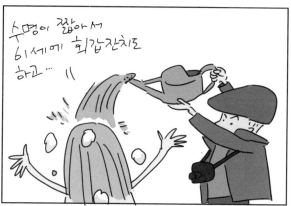

수명이 짧아서
61세에 회갑잔치도
하고…

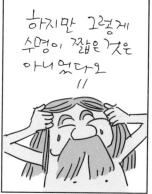

하지만 그렇게
수명이 짧은 것은
아니었다오

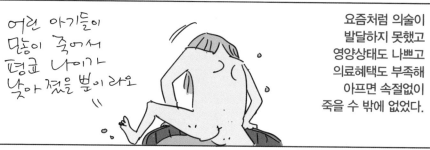

어린 아기들이
많이 죽어서
평균 나이가
낮아졌을 뿐이라오

요즘처럼 의술이
발달하지 못했고
영양상태도 나쁘고
의료혜택도 부족해
아프면 속절없이
죽을 수 밖에 없었다.

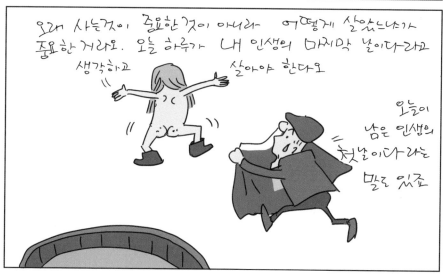

오래 사는것이 중요한 것이 아니라 어떻게 살았느냐가
중요한 거라오. 오늘 하루가 내 인생의 마지막 날이다라고
생각하고 살아야 한다오

오늘이
남은 인생의
첫날이다라는
말도 있죠

02 숟가락과 술잔을 내려놓아라

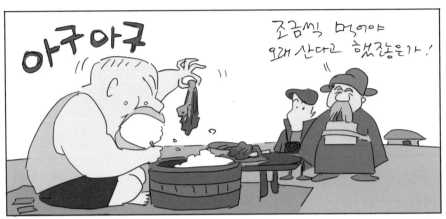

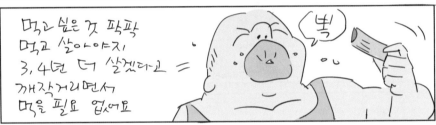

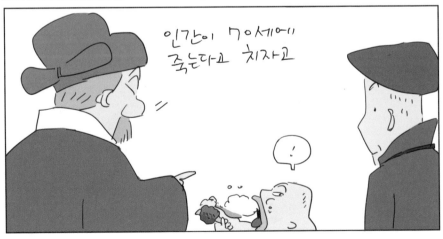

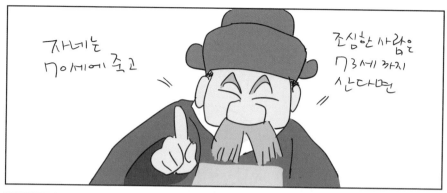

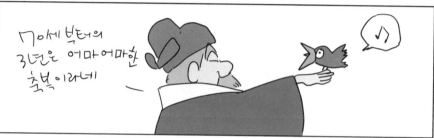

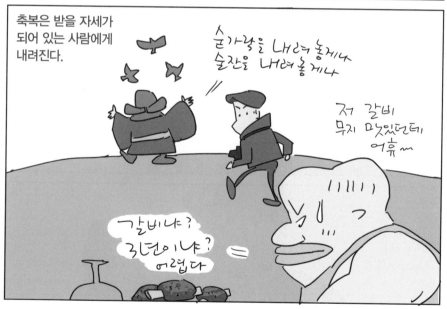

03 삭발해주세요

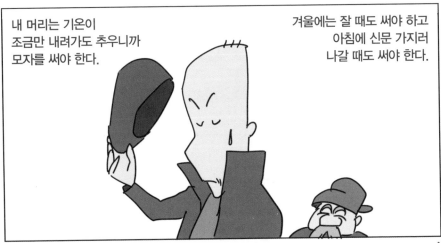

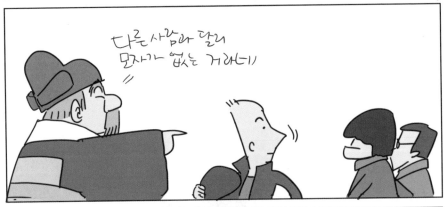

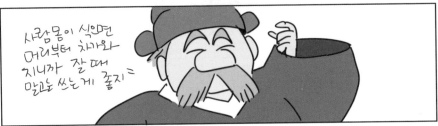

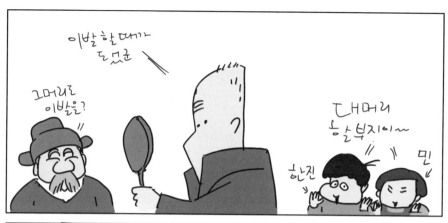

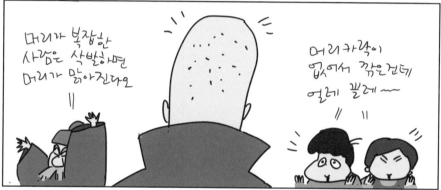

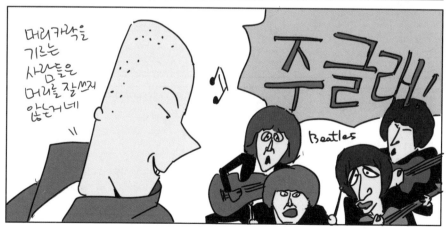

04 권장 교접 횟수

20대 4일에 한 번

5月

SUN	MON	TUE	WED	THR	FRI	SAT
			①	2	3	4
⑤	6	7	8	⑨	10	11
12	⑬	14	15	16	⑰	18
19	20	㉑	22	23	24	㉕
26	27	28	㉙	30	31	

30대 8일에 한 번

5月

SUN	MON	TUE	WED	THR	FRI	SAT
			①	2	3	4
5	6	7	8	⑨	10	11
12	13	14	15	16	⑰	18
19	20	21	22	23	24	㉕
26	27	28	29	30	31	

40대 16일에 한 번

5月

SUN	MON	TUE	WED	THR	FRI	SAT
			①	2	3	4
5	6	7	8	9	10	11
12	13	14	15	16	⑰	18
19	20	21	22	23	24	25
26	27	28	29	30	31	

60대 30일에 한 번

5月

SUN	MON	TUE	WED	THR	FRI	SAT
			1	2	3	4
5	6	7	8	9	10	11
12	13	14	15	16	17	18
19	20	21	22	23	24	25
26	27	28	29	㉚	31	

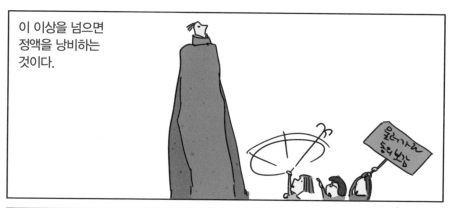

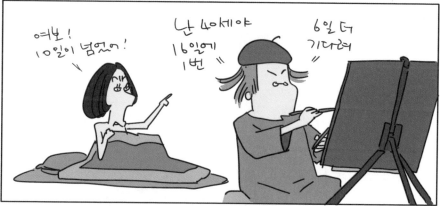

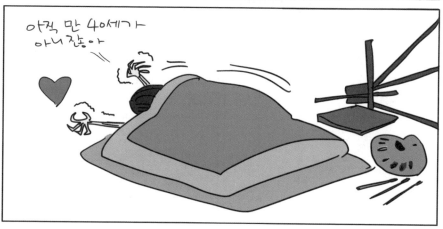

매일은 무리야

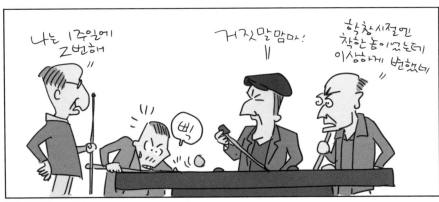

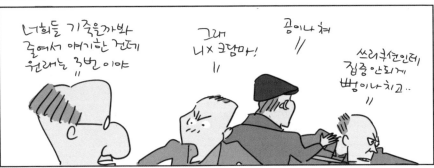

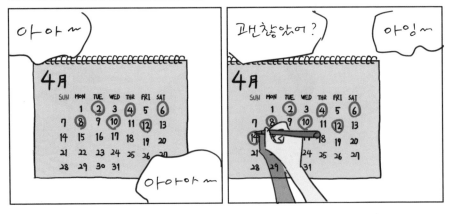

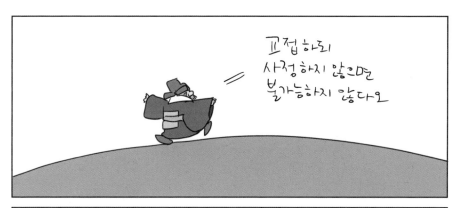

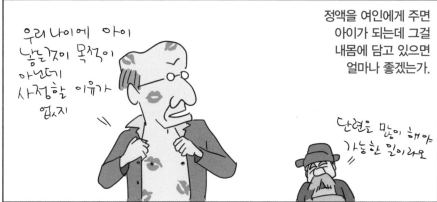

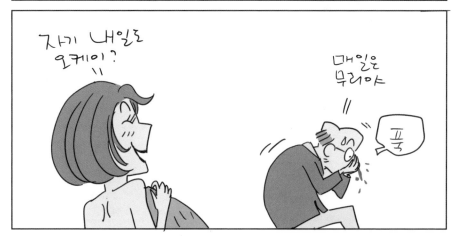

맛있는 음식은 가난한 사람이 먹는다

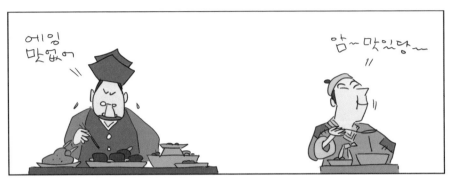

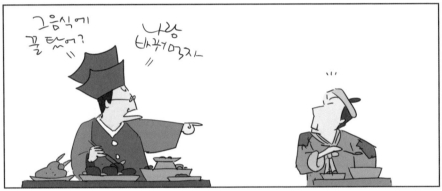

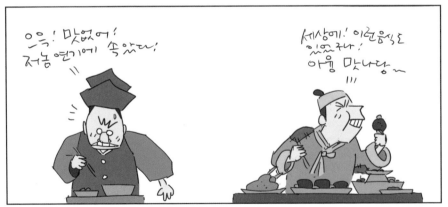

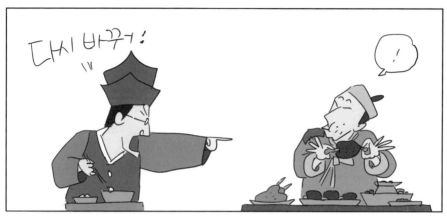

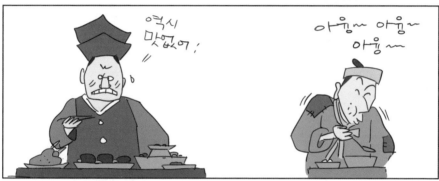

가난한 사람에게는
모든 음식이 맛있다.
아무리 몸에 좋은 음식도
맛없게 먹으면 효력이 없다.

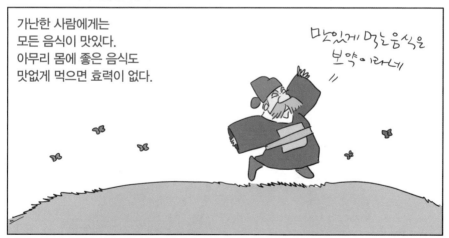

07 건강할 때 보약을 챙겨라

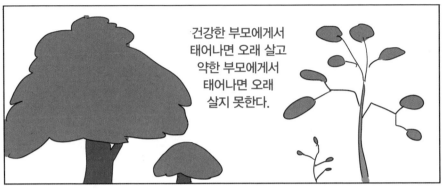

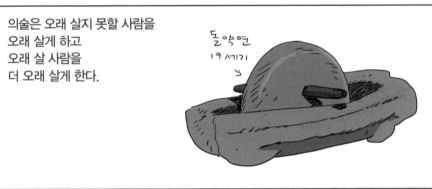

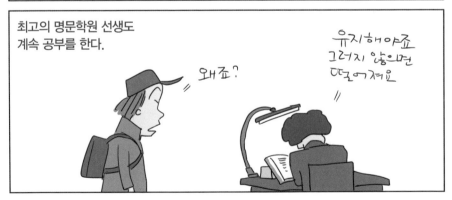

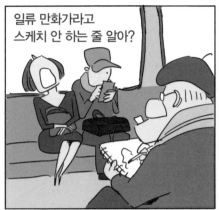

일류 만화가라고
스케치 안 하는 줄 알아?

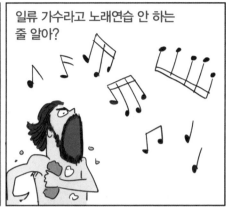

일류 가수라고 노래연습 안 하는
줄 알아?

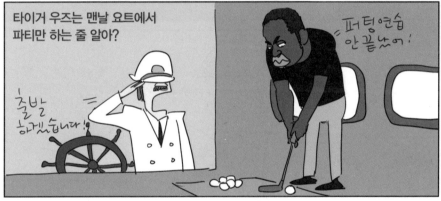

타이거 우즈는 맨날 요트에서
파티만 하는 줄 알아?

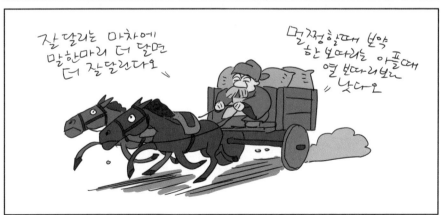

08 발뒤꿈치로 숨 쉬기

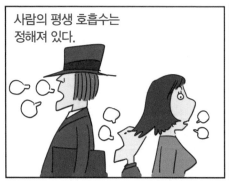

사람의 평생 호흡수는
정해져 있다.

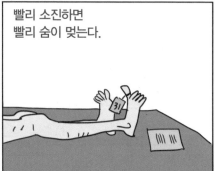

빨리 소진하면
빨리 숨이 멎는다.

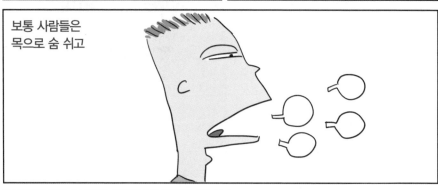

보통 사람들은
목으로 숨 쉬고

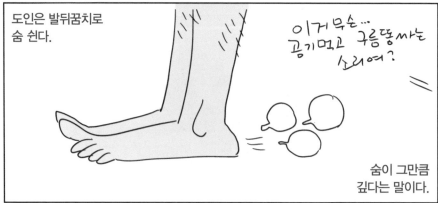

도인은 발뒤꿈치로
숨 쉰다.

이거무슨…
공기먹고 구름똥싸는
소리여?

숨이 그만큼
깊다는 말이다.

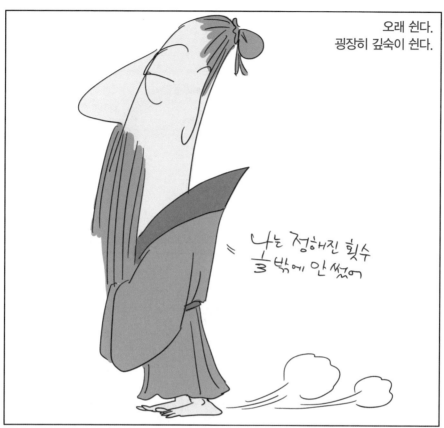

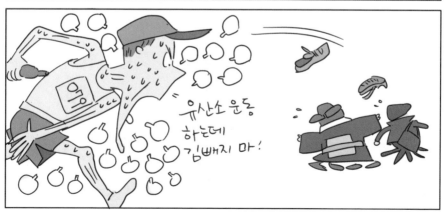

09 침 뱉지 마라

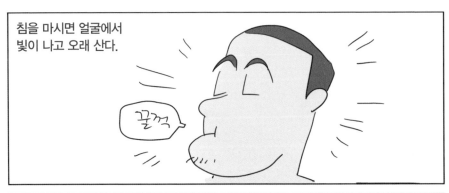

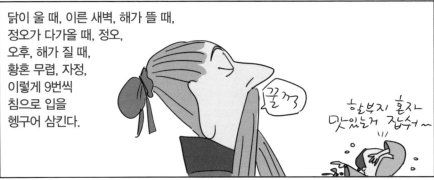

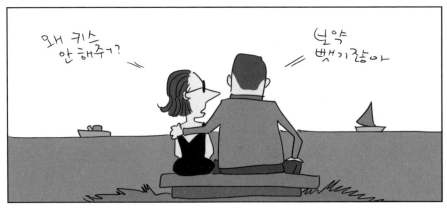

160 ㅣ

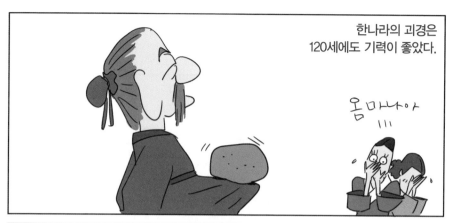

한나라의 괴경은
120세에도 기력이 좋았다.

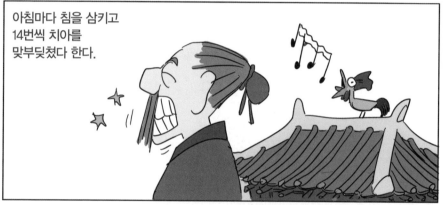

아침마다 침을 삼키고
14번씩 치아를
맞부딪쳤다 한다.

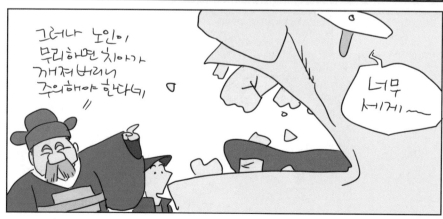

히말라야에서는

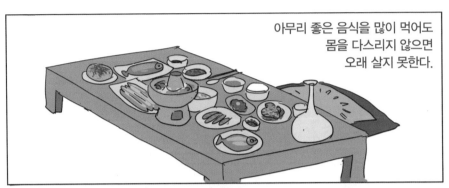

아무리 좋은 음식을 많이 먹어도
몸을 다스리지 않으면
오래 살지 못한다.

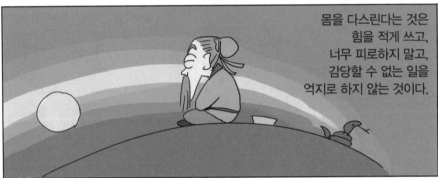

몸을 다스린다는 것은
힘을 적게 쓰고,
너무 피로하지 말고,
감당할 수 없는 일을
억지로 하지 않는 것이다.

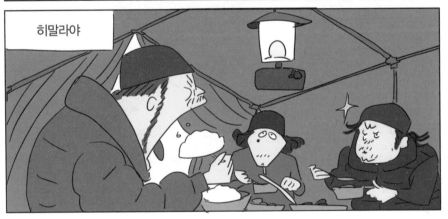

히말라야

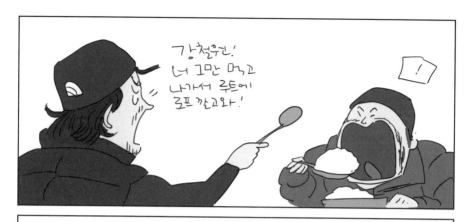

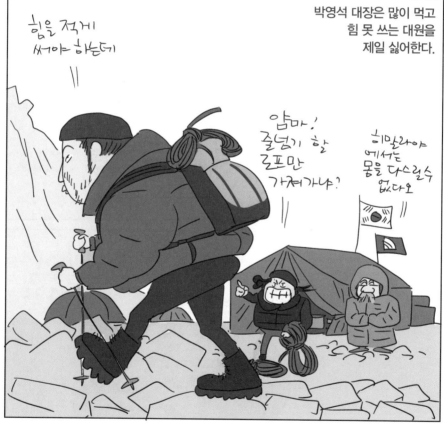

박영석 대장은 많이 먹고 힘 못 쓰는 대원을 제일 싫어한다.

11 다섯 가지 맛

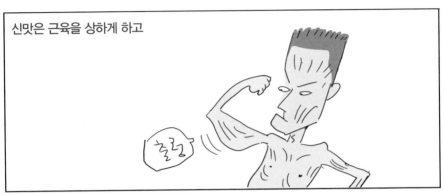

신맛은 근육을 상하게 하고

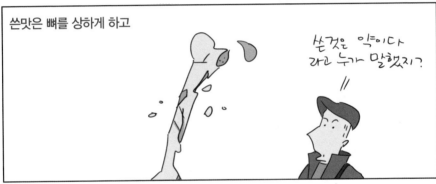

쓴맛은 뼈를 상하게 하고

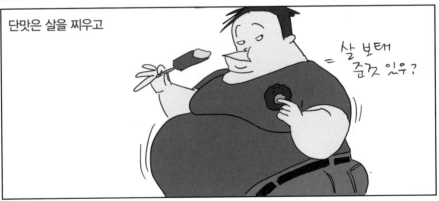

단맛은 살을 찌우고

매운맛은 정력을 줄이고

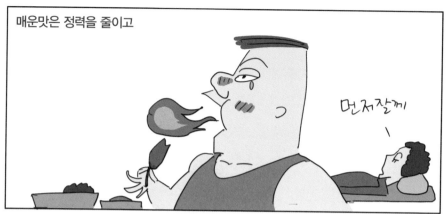

짠맛은 수명을 짧게 한다.

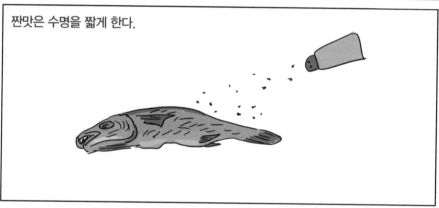

한 가지 맛에 탐닉하지 말고
골고루 먹어야 한다.

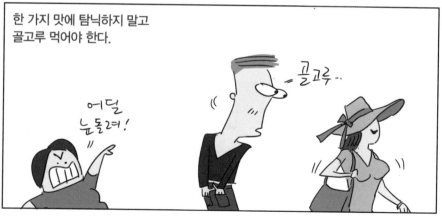

홀아비는 오래 살겠네?

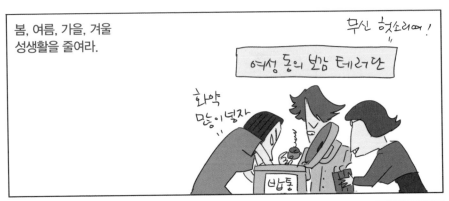

봄, 여름, 가을, 겨울
성생활을 줄여라.

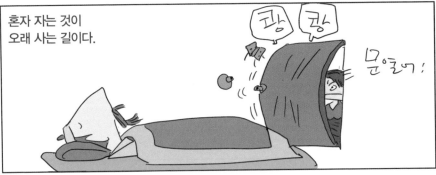

혼자 자는 것이
오래 사는 길이다.

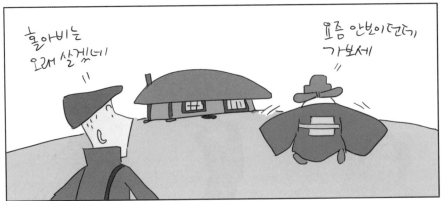

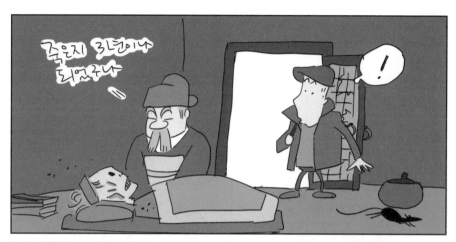

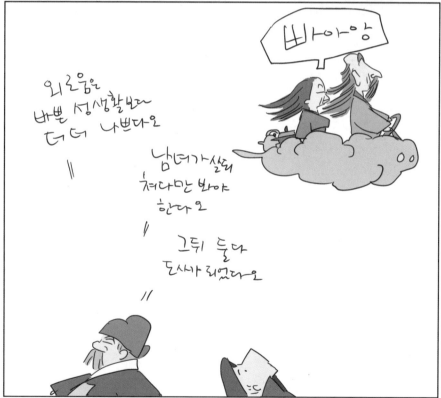

13 재물 욕심

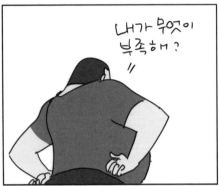

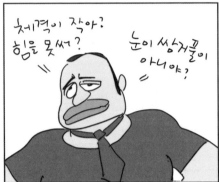

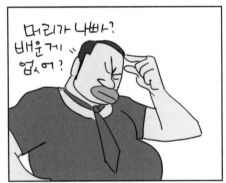

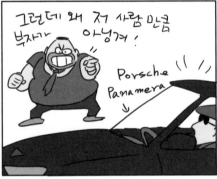

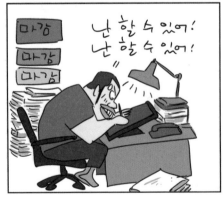

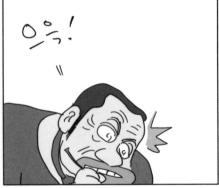

재물은 밥상이다.
남의 밥상 큰 것만 보다가는
내 밥 쉬어터진다.

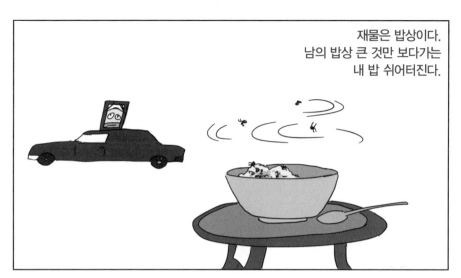

재물은 타고난다. 작은 재물도
만족할 줄 아는 것이 현명하다.
무리하면 명이 단축될 뿐이다.

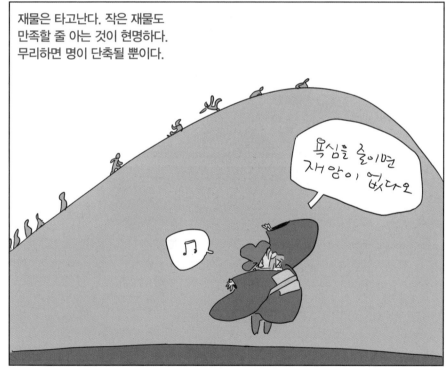

14 새벽에는 참아라

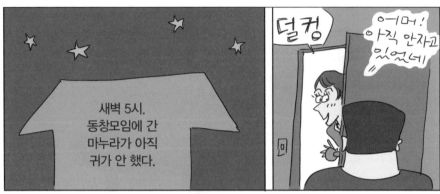

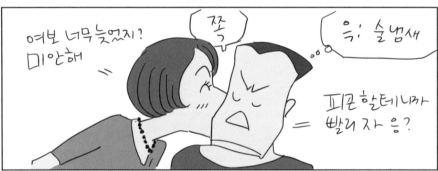

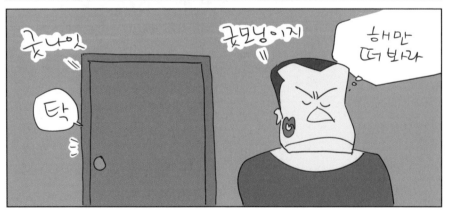

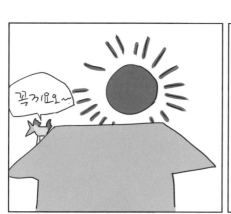

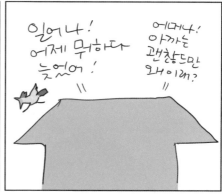

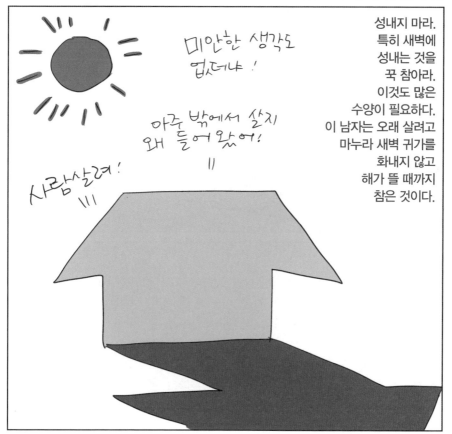

성내지 마라.
특히 새벽에
성내는 것을
꼭 참아라.
이것도 많은
수양이 필요하다.
이 남자는 오래 살려고
마누라 새벽 귀가를
화내지 않고
해가 뜰 때까지
참은 것이다.

15 감기는 고마운 병

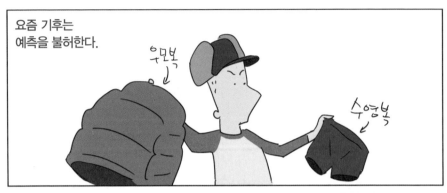

요즘 기후는
예측을 불허한다.

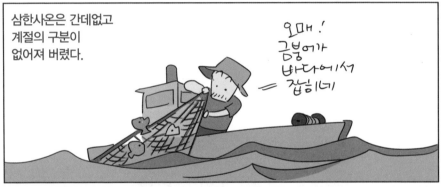

삼한사온은 간데없고
계절의 구분이
없어져 버렸다.

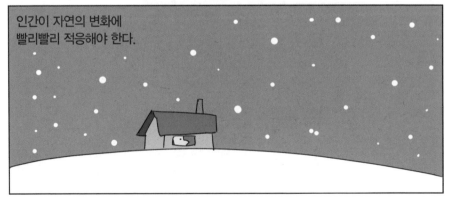

인간이 자연의 변화에
빨리빨리 적응해야 한다.

단기적인 적응에
실패했을 때
적응을 위해
앓게 되는 것이
감기다.

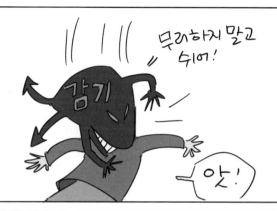

그래서 감기는
고마운 병이다.

다르게 보면 감기는 앓고
지나가야 한다.
그래야 면역력이 생긴다.

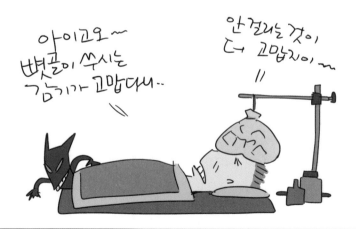

"사람의 질병은 모두 조리와 섭생의 잘못에서 생기는 것이므로
수양을 우선하고 약물은 그다음이어야 한다."

— 선조(조선 제14대 왕, 재위 1567 ~ 1608)

6장

양생법의 실천

인류의 수명이 늘어난 데에는 의학의 역할보다는

음식과 환경의 영향이 더 컸다.

음식은 단순히 배를 채우거나 입맛을 만족시키기 위한 것이 아니다.

제대로 먹지 않으면 내 몸을 위한 음식이 나를 해친다.

무엇을 어떻게 먹는지와 더불어

자고 일어나 활동하는 모든 것이 올바르지 않을 때 병이 생긴다.

올바로 사는 것, 그것이 바로 양생이며 한 마디로 모든 병은

양생을 잘못한 데서 오는 것이다. 양생을 잘 하면 병은 생기지 않는다.

양생은 병이 생기기 전에 미리 병을 막는 것이다.

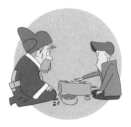

양생법을 잘 따라하면 맥이 고르고 피의 순환이 잘된다.
나쁜 기운이 감히 다가오지 못하고
잘 때 정신을 잃지 않는다.
추위와 더위를 느끼지 않고
병과 재앙이 머물지 않는다.

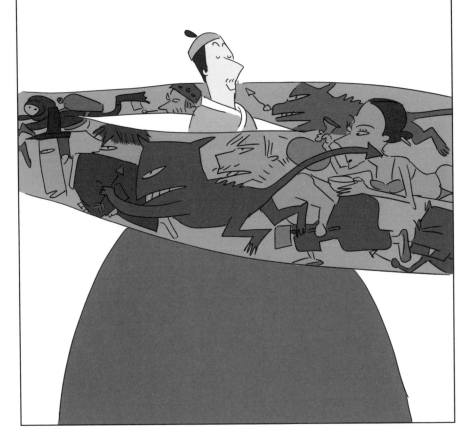

오장 양생법

간장

성내지 않아
간의 기운을 기른다.

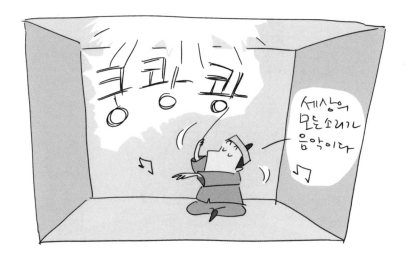

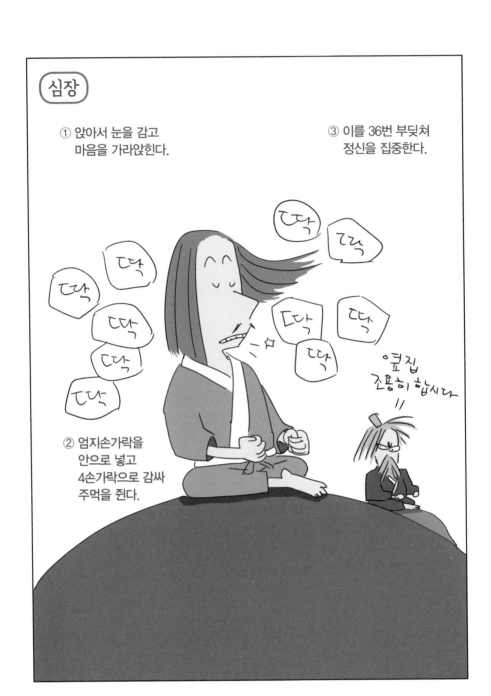

생각을 적게 해
심장의 기운을 기른다.

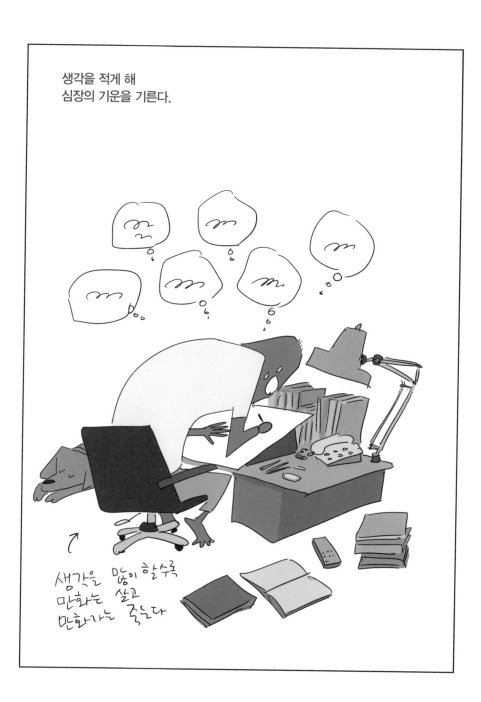

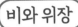

비와 위장

음식을 짜지 않게,
달지 않게, 맵지 않게,
많이 먹지 않아
혈기를 기른다.

조미료, 설탕
소금

파산

파산

침을 삼켜 오장의 기를 기른다.

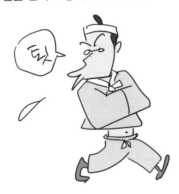

퉷

저런!
길에다 보약을
버리는
구나

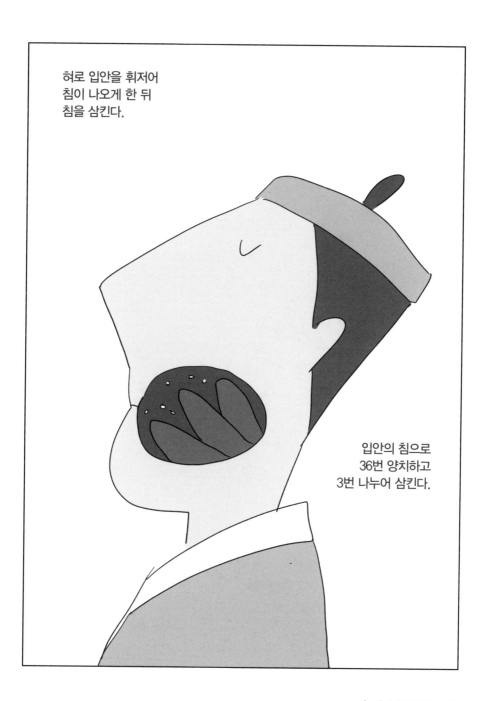

혀로 입안을 휘저어
침이 나오게 한 뒤
침을 삼킨다.

입안의 침으로
36번 양치하고
3번 나누어 삼킨다.

아침 식사 후
마당을 100걸음 걷고
낮에는 죽을 먹고
손으로 배를 문지르고
300걸음 걷는다.

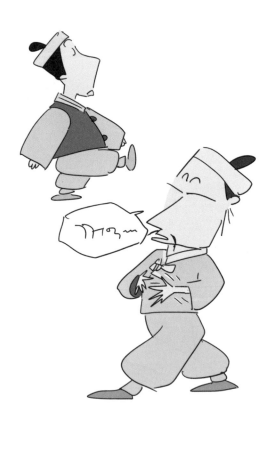

음식을 맛있게 먹어서
위의 기운을 기른다.

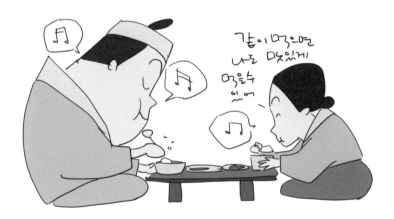

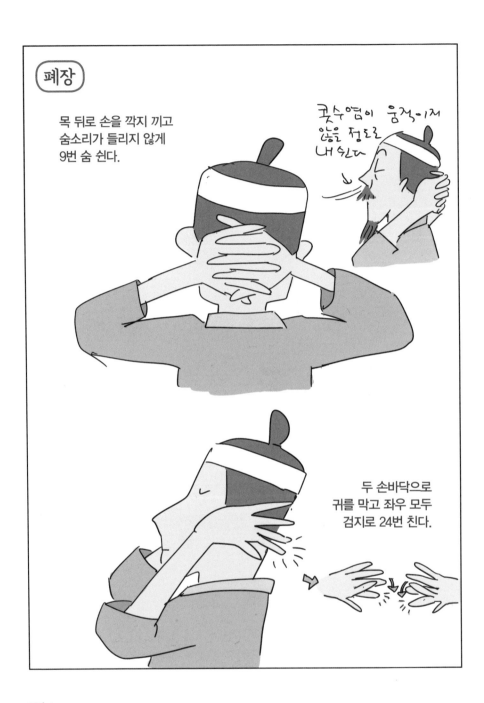

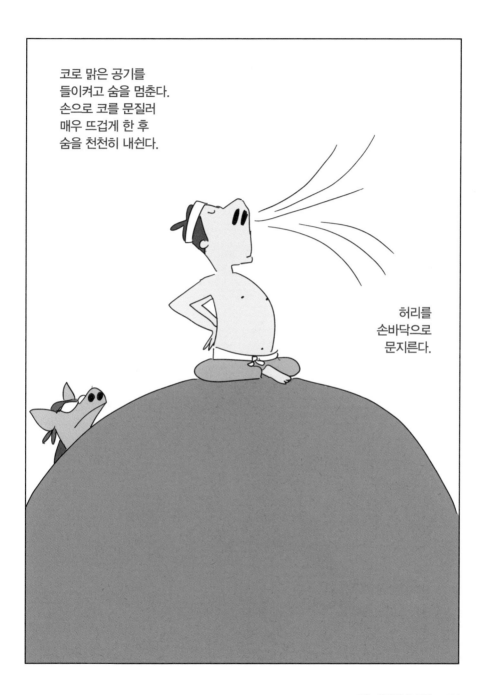

코로 맑은 공기를
들이켜고 숨을 멈춘다.
손으로 코를 문질러
매우 뜨겁게 한 후
숨을 천천히 내쉰다.

허리를
손바닥으로
문지른다.

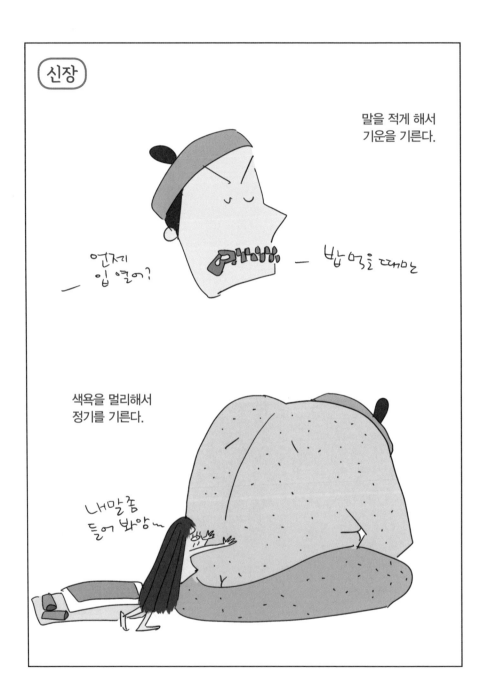

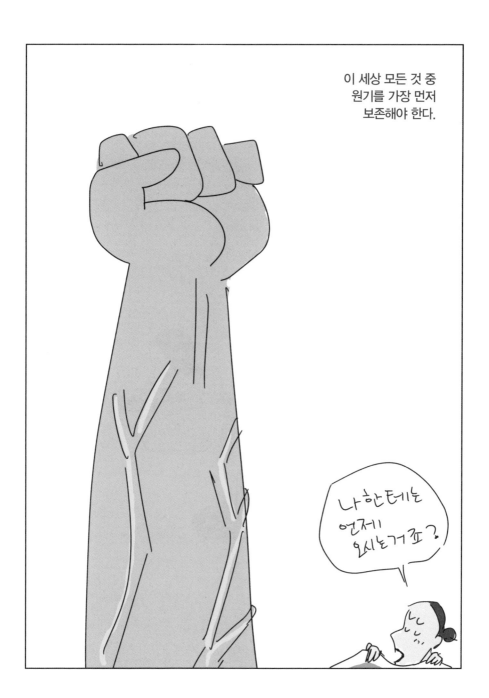

03 오관과 얼굴 양생법

열이 나도록 두 손바닥을 비벼
양쪽 눈에 대고 비비기를 20번 하면
눈이 맑아지고 풍을 예방한다.

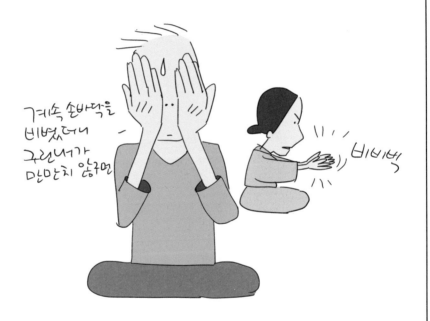

계속 손바닥을
비볐더니
그만내가
만만치 않구면

비비빅

오관 : 눈, 코, 귀, 입, 치아

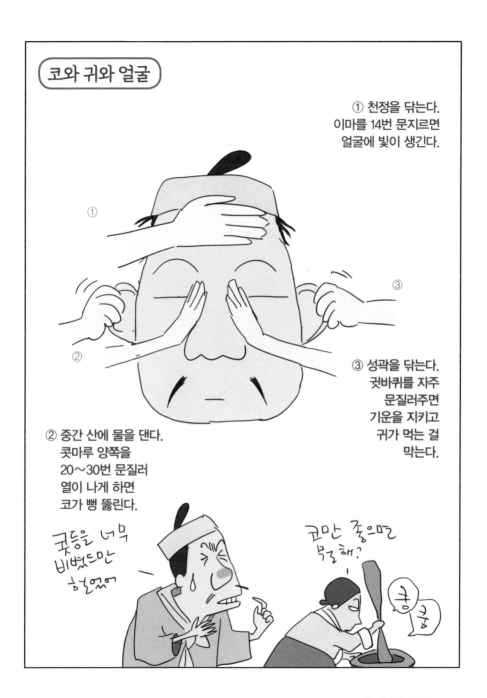

얼굴

그대가 오래 살고자 한다면
머리에 신경 써라.
빗질을 많이 하고 손으로
얼굴을 자주 쓰다듬어라.

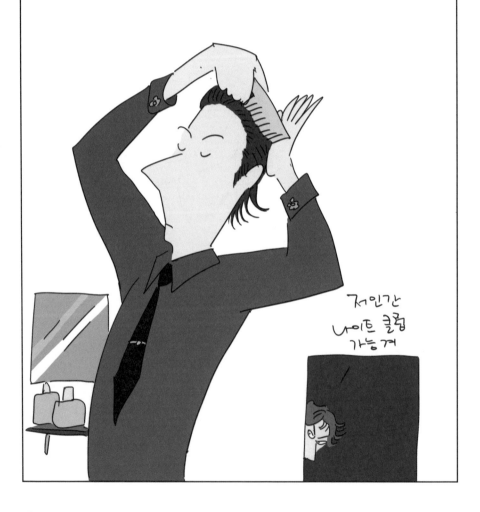

치아

반드시 입을 다물고
치아를
자주 맞부딪쳐라.

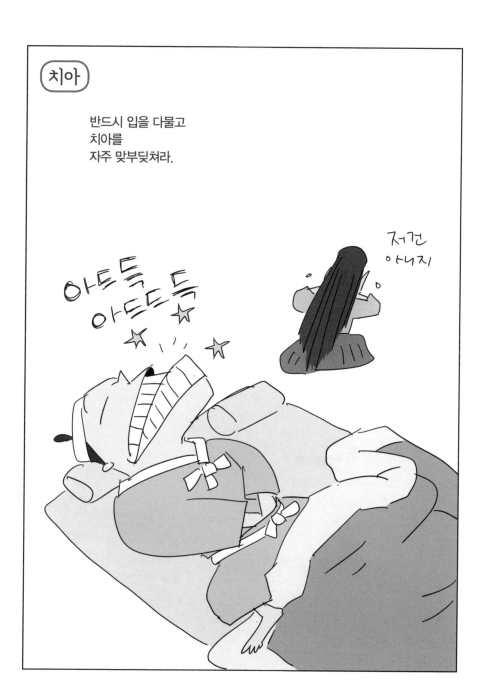

04 어깨와 허리 양생법

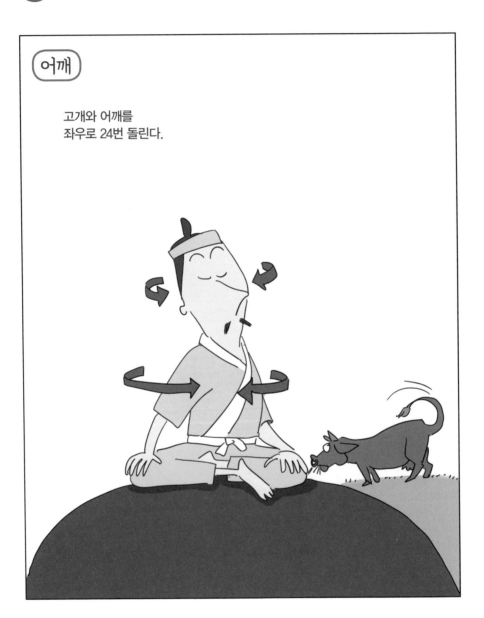

어깨

고개와 어깨를
좌우로 24번 돌린다.

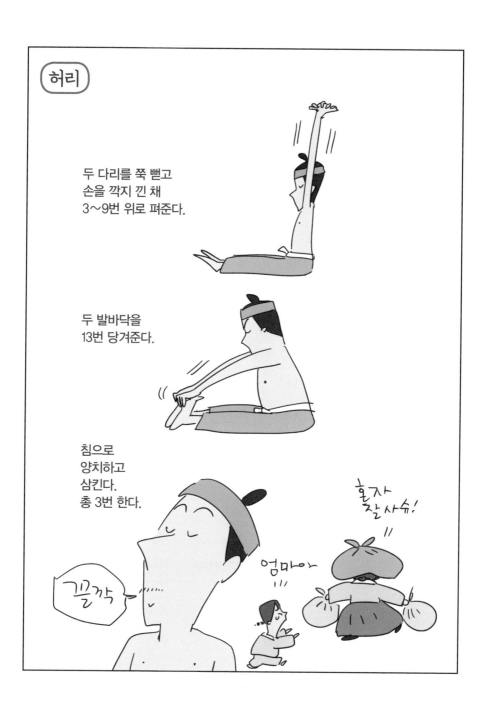

허리

두 다리를 쭉 뻗고
손을 깍지 낀 채
3~9번 위로 펴준다.

두 발바닥을
13번 당겨준다.

침으로
양치하고
삼킨다.
총 3번 한다.

꿀꺽

엄마아

혼자
잘 사슈!

닭이 울 때 곧바로 일어나 앉아
이불로 몸을 싸고 숨을 고른 뒤
이를 수십 번 부딪치면 침이 생기고
그 침으로 양치질하듯 입안을 가신 뒤
꿀꺽 삼키면 보약이 따로 없다.

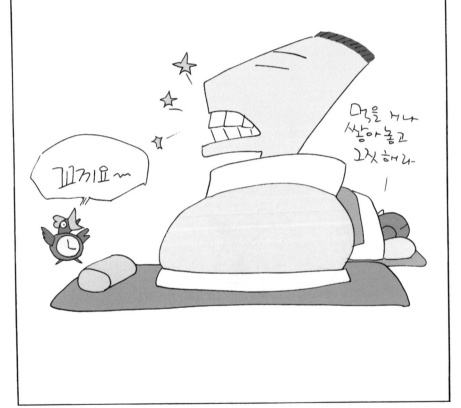

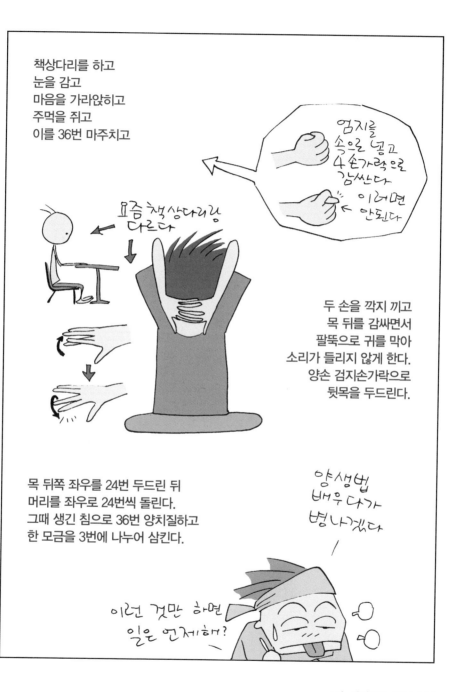

"양생에서는 몸에 손해가 되는 일을 하지 않는 것이 장수하는 방법이다.
편안할 때 위태로울까 걱정하는 것은 위험의 싹이 나기 전에 막으려는 것이다."

— 〈내경편(內景篇)〉, 양생하는 데 가장 긴요한 방법(攝養要訣) 중에서

7장

꼭 알고 지켜야 할 것들

한의학은 짧게는 몇 백 년, 길게는 1, 2천 년의
임상 경험을 통해 검증된 것이다.
더군다나 《동의보감》과 같이 국가에서 편찬한 의학서적에는
검증되지 않은 것들을 함부로 담지 않았다.

사소하게 보이는 것도 양생에 큰 영향을 미치므로
가볍게 여겨서는 안 된다.
그리고 무엇보다 중요한 것은 이런 방법을 일상에서
꼭 지켜야 한다는 것이다.
건강은 나 스스로의 꾸준한 노력을 통해 얻어지는 것이지
약 한 번 먹거나 침 한 번 맞는 것으로 얻을 수는 없다.

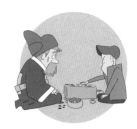

쉬운 듯 어려운 마음 양생법

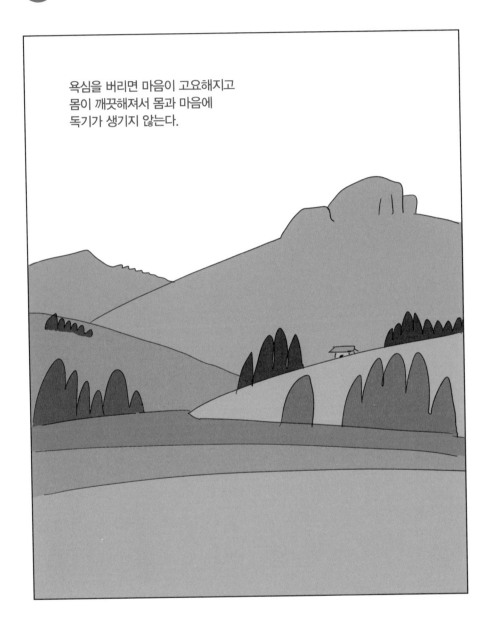

욕심을 버리면 마음이 고요해지고
몸이 깨끗해져서 몸과 마음에
독기가 생기지 않는다.

명예와 금전 욕심을
버려라.

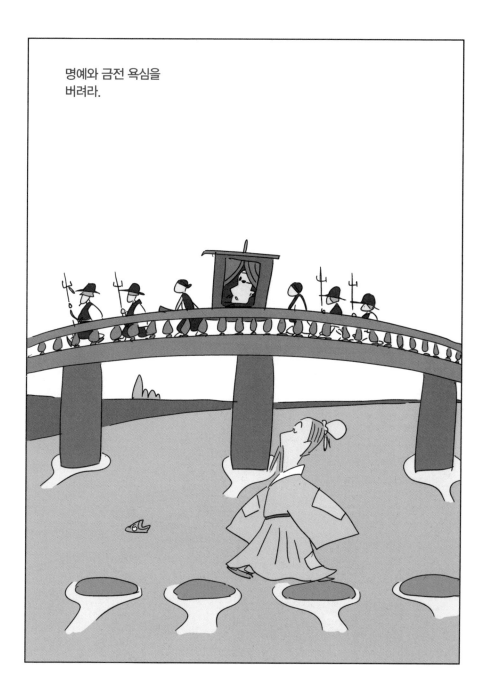

조금만 슬퍼하고
조금만 기뻐하고
조금만 노하자.

물살이 급하면
흐르는 속도가 빠르다.
개울의 흐름을 본받자.

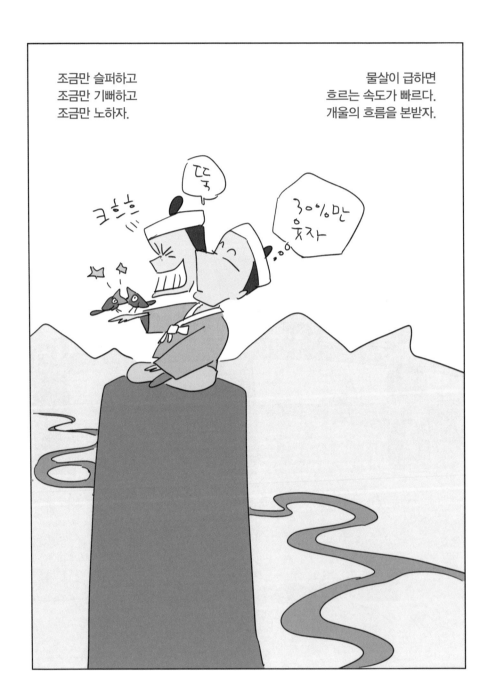

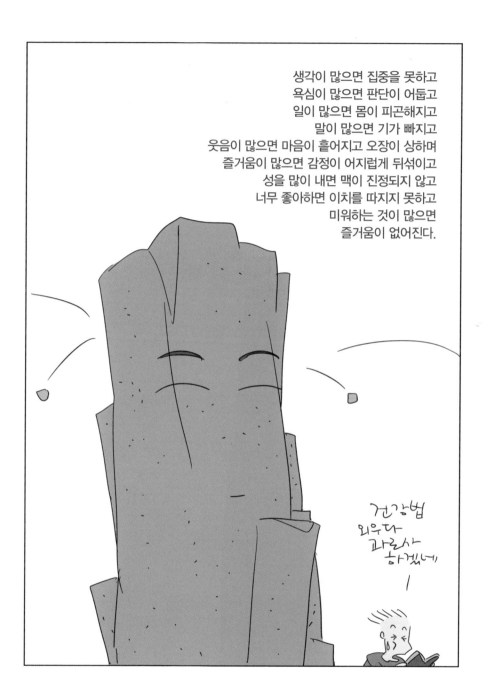

생각이 많으면 집중을 못하고
욕심이 많으면 판단이 어둡고
일이 많으면 몸이 피곤해지고
말이 많으면 기가 빠지고
웃음이 많으면 마음이 흩어지고 오장이 상하며
즐거움이 많으면 감정이 어지럽게 뒤섞이고
성을 많이 내면 맥이 진정되지 않고
너무 좋아하면 이치를 따지지 못하고
미워하는 것이 많으면
즐거움이 없어진다.

02 생활 습관 양생법

적게 먹고 적게 말하고 적게 일하고
적게 듣고 적게 봐라.
많이 먹으면 몸에 독이 쌓인다.
말을 많이 하면 기가 상하고
몸이 피곤하면 이로울 것이 없다.

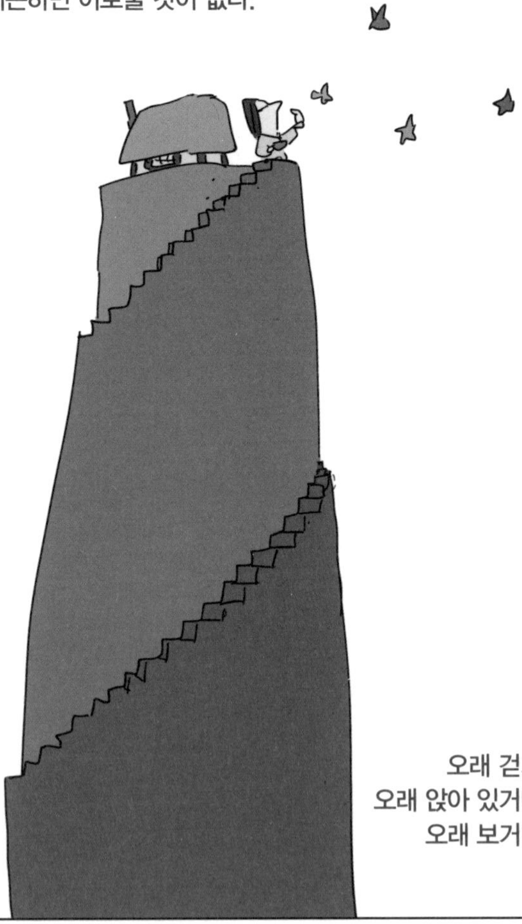

오래 걷거나 오래 서 있거나
오래 앉아 있거나 오래 누워 있거나
오래 보거나 오래 듣지 않으면
수명이 길어진다.

배가 고프기 전에 먹되
과식하지 말고
갈증이 나기 전에
물을 마시되
많이 마시지 마라.

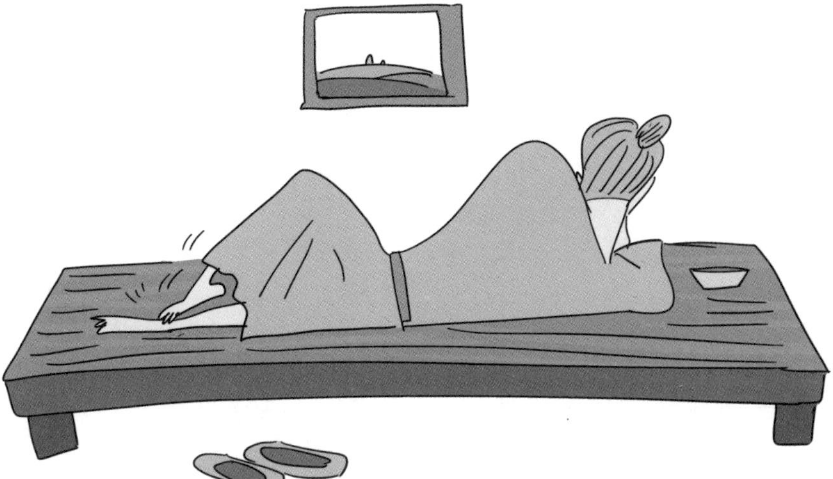

기름진 음식을
멀리하라.

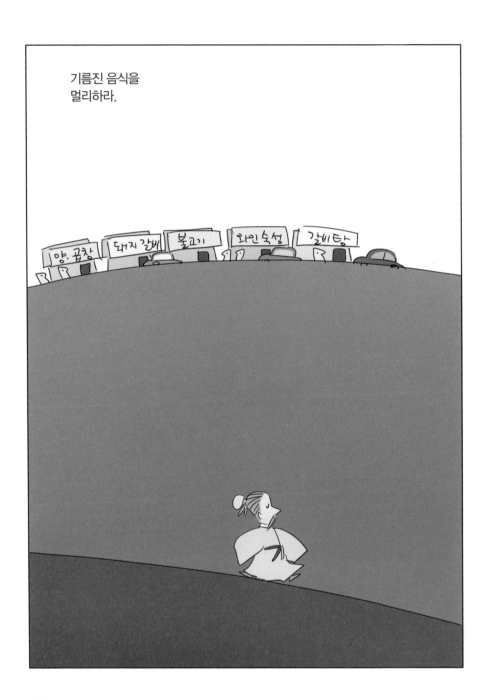

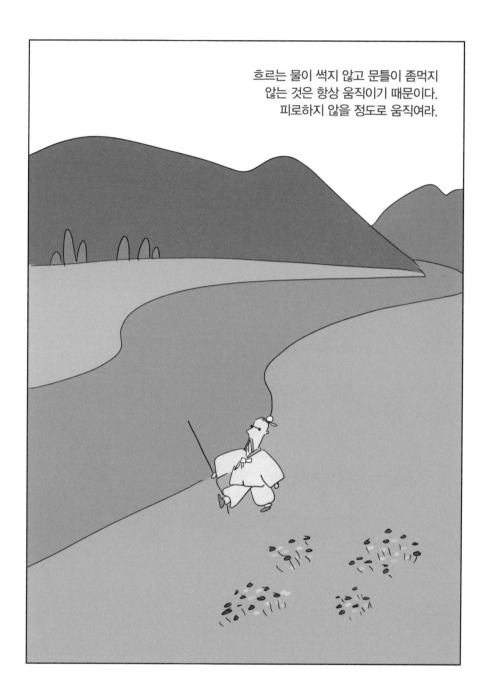

흐르는 물이 썩지 않고 문틀이 좀먹지
않는 것은 항상 움직이기 때문이다.
피로하지 않을 정도로 움직여라.

포식하지 말고
만취하지 마라.

⋮

그러나 주막에서
이걸 지키다가는 쫓겨난다.

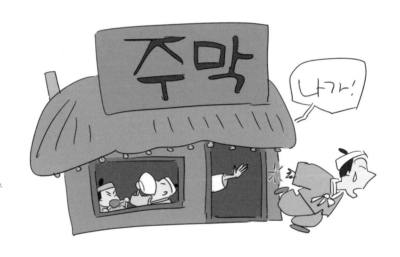

기쁨과 성냄은 판단을 흐리게 하고
슬픔은 성욕을 갉아먹고
화려함은 덕을 없애고
성생활은 우물을 마르게 한다.

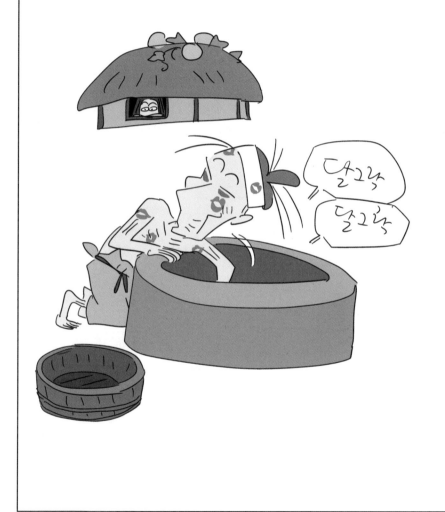

03 오래 살게 하는 베개

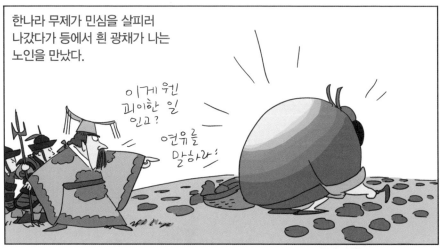

한나라 무제가 민심을 살피러
나갔다가 등에서 흰 광채가 나는
노인을 만났다.

이게 웬
괴이한 일
인고?

연유를
말하라!

제가 오래 전 80살 때 늙어서 죽을 것
같았는데 웬 도사가 대추를 먹고
물만 마시며 곡식을 끊는
방법과 신기한
베개를 만드는 방법을
가르쳐 주었습니다요

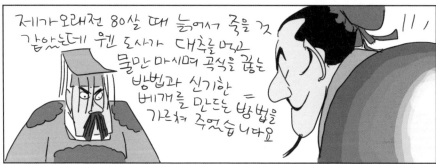

베갯속에 32가지 약재를
넣고 사용하니까 다시 젊어
져서 백발이 흑발 되고
빠진 이가 다시 생기고
하루에 120km를
걸을 수 있었습니다요

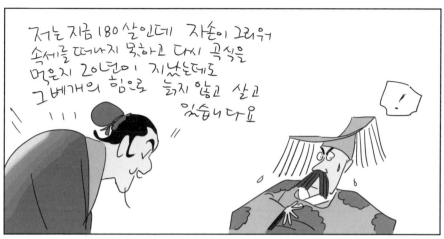

저는 지금 180살인데 자손이 그리워 속세를 떠나지 못하고 다시 곡식을 먹은지 20년이 지났는데도 그 베개의 힘으로 늙지 않고 살고 있습니다요

!

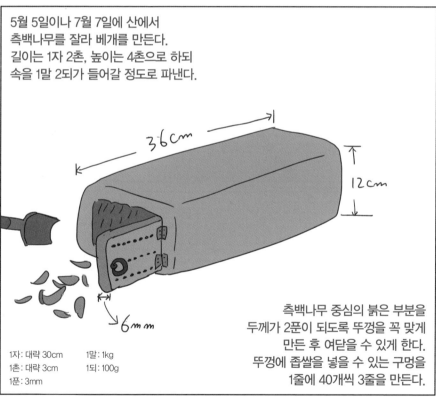

5월 5일이나 7월 7일에 산에서
측백나무를 잘라 베개를 만든다.
길이는 1자 2촌, 높이는 4촌으로 하되
속을 1말 2되가 들어갈 정도로 파낸다.

36cm

키

12cm

6mm

1자: 대략 30cm	1말: 1kg
1촌: 대략 3cm	1되: 100g
1푼: 3mm	

측백나무 중심의 붉은 부분을
두께가 2푼이 되도록 뚜껑을 꼭 맞게
만든 후 여닫을 수 있게 한다.
뚜껑에 좁쌀을 넣을 수 있는 구멍을
1줄에 40개씩 3줄을 만든다.

32가지 약재 중
독이 없는 24가지
약재와 독이 있는
8가지 약재를
각각 1냥씩 썰어
베갯속을 채운 후
베주머니로
베갯잇을 만든다.

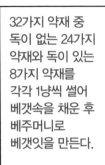

베개를
가죽 주머니로
싸 두었다가 잘 때는
벗겨 내고 쓴다.

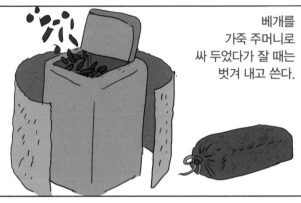

이걸 베고 잔 지
100일이 지나면
얼굴에 광택이
생긴다.
1년이 지나면
몸의 질병이 나으면서
몸에서 향기가 난다.

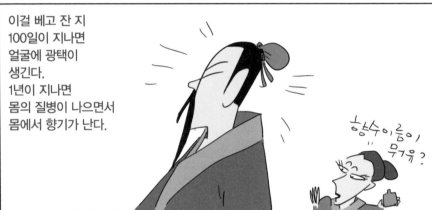

향수이름이
무거?

4년이 되면
백발이 흑발이 되고
치아가 다시 생기며
눈과 귀가 밝아진다.

내 욕하지마라
다 들린다

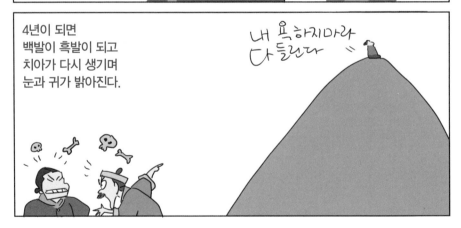

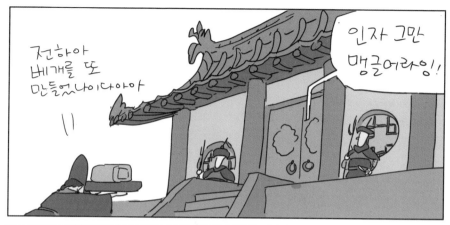

이론은 터득했으나 실천하지 못했다.

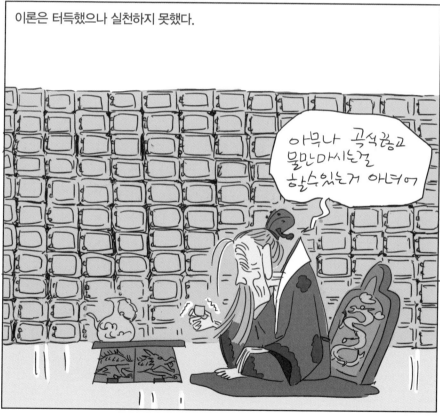

04 젖은 노인에게 좋다

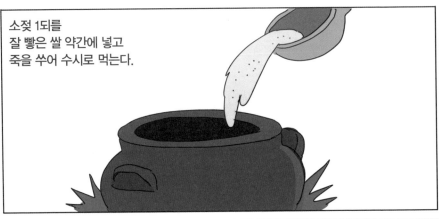

소젖 1되를
잘 빻은 쌀 약간에 넣고
죽을 쑤어 수시로 먹는다.

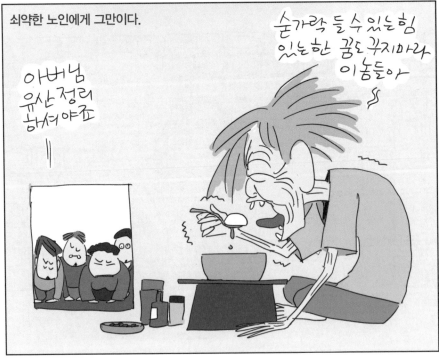

쇠약한 노인에게 그만이다.

숟가락 들 수 있는 힘
있는 한 꿈도 꾸지마라
이놈들아

아버님
유산 정리
하셔야죠

병이 없는 부인의 젖 2잔과
좋은 청주 반 잔을
은그릇이나 돌그릇에 넣고 끓여
매일 새벽에 한 번 먹는다.

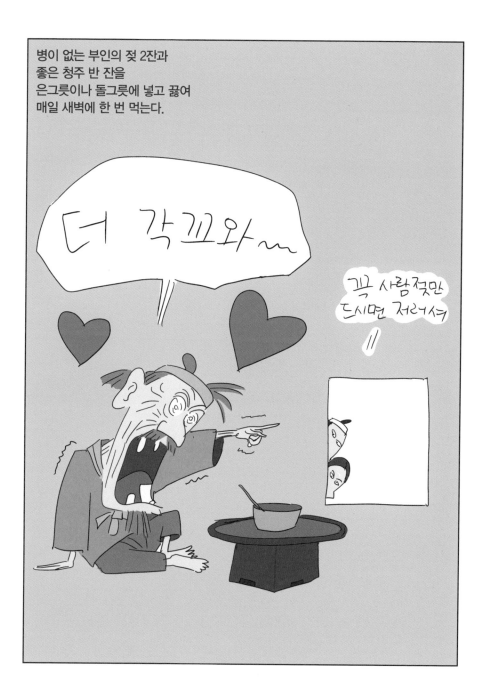

영만아, 이불을 덮어라

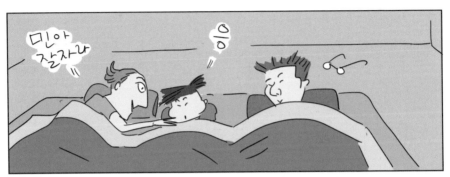

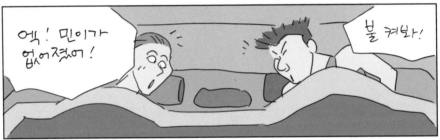

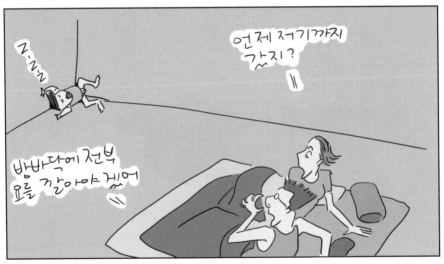

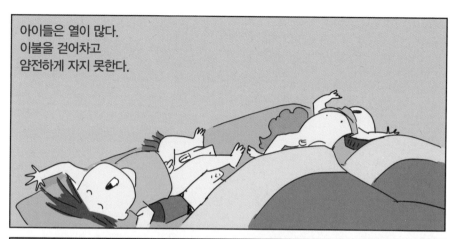

아이들은 열이 많다.
이불을 걷어차고
얌전하게 자지 못한다.

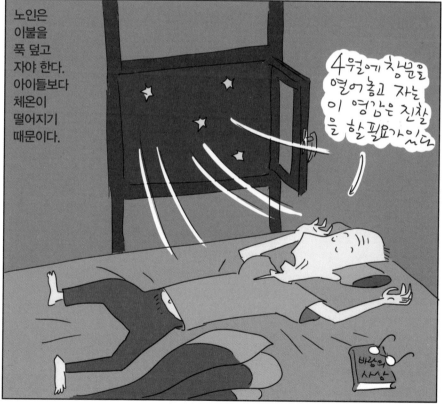

노인은
이불을
푹 덮고
자야 한다.
아이들보다
체온이
떨어지기
때문이다.

4월에 창문을
열어놓고 자는
이 영감은 진찰
을 할 필요가 있다

바람의
사상

"좋은 약(上藥)은 120가지이고 약 가운데 임금 격이다.

주로 생명을 자양하여 하늘과 상응한다.

독이 없어 많이 복용하거나 오래 복용해도 사람을 상하게 하지 않는다.

몸을 가볍게 하고 기를 보태며, 늙지 않게 하고

수명을 늘리려면 좋은 약을 기본으로 쓴다."

— 〈탕액편(湯液篇)〉, 세 가지로 구분되는 약의 성질(三品藥性) 중에서

8장

오래 살게 하는 약

'오래 살게 하는 약'은 곧 정기신을 다스리는 약이다.

약이란 그 효과가 어느 한쪽으로 치우친 것을 약이라고 한다.

치우침이 적은 것은 음식으로 먹는다.

그러므로 아무리 좋다고 해도 한 가지 약을 오래 먹는 것은

정기신이라는 균형을 깨는 일이다.

대표적으로 인삼이 그러하다. 인삼은 기를 보하는 약이어서

오래 먹게 되면 정기신 중 기만 커져 균형이 깨진다.

그래서 한의학에서는 효과가 다른 여러 약을 섞어 먹는다.

특히 몸을 보하는 약을 장기간 먹으려면

이렇게 균형 잡힌 약을 먹어야 한다.

그리고 무엇보다 체질이나 병과 같이

자신의 몸 상태에 따라 먹어야 할 약이 다를 수 있다.

남에게 좋다고 하는 것이 내게는 좋지 않을 수 있다.

반드시 내 몸에 대한 정확한 진찰을 받고 먹어야 한다.

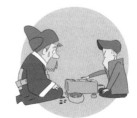

오래 살게 하는 약

| 경옥고(瓊玉膏) |

효능

《동의보감》에서 가장 먼저 내세운 보약이 바로 경옥고다. 다소 과장된 말이지만 경옥고를 27년 동안 먹으면 수명이 360세에 이를 수 있고 64년 동안 먹으면 수명이 500세에 이를 수 있다고 했다. 한 마디로 경옥고는 정기신을 모두 보해줌으로써 노인을 다시 젊어지게 한다고 한다. 요즈음으로 말하자면 항노화 효과가 있다는 것이다.

일반적으로 경옥고는 노인과 허약한 사람들에게 좋으며 중풍 후유증 환자, 수면이 부족한 수험생, 운동선수, 술 담배를 많이 하는 사람에게 좋다. 만성 위장 질환, 폐결핵 등 만성 소모성 질환, 임산부의 산후조리, 큰 병을 앓고 난 뒤의 몸 보양, 소아의 발육부전, 중년 남성의 기력 회복 등에도 효과가 있는 것으로 알려져 있다.

1) '정'을 채워주는 경옥고

정이란 정액과 생식 호르몬을 포함한다. 따라서 남녀의 생식 기능을 활성화시켜주며 특히 여성은 폐경기나 폐경 이후 몸의 균형을 잡을 수 있다.

2) '기'를 키워주는 경옥고

경옥고를 먹으면 기력이 떨어진 사람, 특히 위장 기능이 약한 사람에게 좋다. 경옥고를 먹으면 공복감이 없어진다는 것은 위장의 기능을 튼튼하게 하기때문이다.

3) '신'을 충만하게 하는 경옥고

한의학에서 '신'이란 정신을 포함한 모든 생명력의 발현을 말한다. 그러므로 신을 충만하게 하면 항상 맑은 정신으로 정열적인 삶을 살 수 있다.

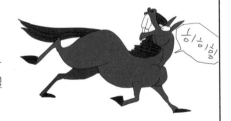

또 다른 효능

다이어트를 할 때 보조식품으로도 안성맞춤이다. 다이어트의 방법으로 굶는 경우가 있는데, 이때 경옥고를 복용하면 공복감을 줄이고 몸에 필요한 최소한의 영양 균형을 잡아줄 수 있기 때문이다. 특히 중년 여성의 경우 건강뿐만 아니라 기미가 없어지면서 화장이 잘 받는다든지 붓기가 빠지면서 살도 같이 빠진다든지 하는 부수적인 효과를 보는 경우가 많다.

복용법

경옥고는 하루에 2번, 허약한 정도에 따라 3번까지도 먹을 수 있으며, 한 번에 한 숟가락씩, 따뜻하게 데운 술이나 끓인 물에 타서 먹는다. 술로 먹을 경우에는 정종과 같은 곡주가 좋다. 먹을 때 파, 마늘, 무, 식초, 신 음식 등은 많이 먹지 않는 것이 좋다.

| 삼정환(三精丸) |

효능

오래 먹으면 몸이 가벼워지고 얼굴이 아이처럼 변하고 오래 산다.

만드는 법

검게 익은 오디 20근을 잘 반죽해서 비단 주머니 안에 넣어 즙을 짜고 찌꺼기는 버린다. 여기에 창출, 지골피 2가지 약 가루를 1근씩 즙에 넣어서 섞는다.
이것을 항아리에 넣고 입구를 봉하고 선반 위에 놓아 낮에는 해의 정기를 모으고 밤에는 달의 정기를 모은다.
저절로 졸여져 마르면 꺼내어 가루 내고 꿀로 반죽하여 팥알만 한 크기로 환을 만든다.

응애
응애

복용법

10알씩 끓인 술과 함께 먹는다.
*술을 먹는 이유 : 빨리 순환되게 하려고

| 연년익수불로단(延年益壽不老丹) |

효능

이 약의 효과는 놀랍다. 한 달 동안 먹으면 동년배와 달라진다.

만드는 법

적하수오, 백하수오 4냥씩 쌀뜨물에 담근다. 물러지면 대나무칼로 껍질을 벗기고
잘라서 절편을 만든 후 검정콩을 달인 물에 푹 담갔다가 그늘에서 말린다. 다시
감초즙에 섞어 볕에 말린 뒤 가루를 낸다.

술로 씻은 후 말린 지골피, 백복령 각 5냥, 술에 하룻밤 담갔다가 볕에 말린 생건
지황, 술로 씻어 볕에 말린 숙지황, 술에 6시간 담갔다가 심은 제거하고 볕에 말린
맥문동, 꼭지 머리를 없앤 인삼 각 3냥. 이 약들을 곱게 가루 내 졸인 꿀로 반죽하
여 벽오동 열매만 한 크기로 환을 만든다.

복용법

따뜻한 술과 함께 30~50알씩 먹는다.

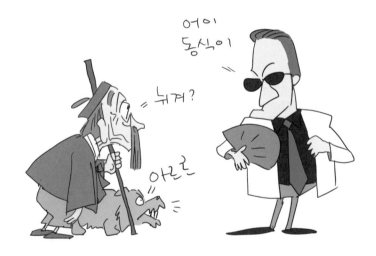

| 하령만수단(遐齡萬壽丹) |

효능
이 약을 먹으면 몸이 편안하다. 1제를 먹으면 60년을 더 살고 2제를 먹으면 120년을 더 산다.

만드는 법
닭이 알을 품듯이, 정해진 약 조제 기간을 완전히 채워야 한다. 밤하늘이 안 보일 때 조용한 방에서 환으로 만든다.

부인이나 닭이나 개가 보지 않는 데서 만든다. 복신, 적석지, 약간 볶아 진이 나온 천초 각 1냥, 주사, 등심과 함께 유향 각 1냥. 이 약들을 따로 가루 낸다. 흰자와 노른자를 없앤 달걀 껍질 2개에 주사와 유향을 각각 넣고 풀 먹인 종이로 7겹을 싼 다음 푸른 비단 주머니에 담는다. 건강한 부인이 이것을 배에 품어 늘 따뜻하게 하되 주사는 35일을 품고 유향은 49일을 품은 후에 꺼낸다.

이것을 갈은 후 나머지 3가지 약도 곱게 가루 내어 고르게 섞는다. 이것을 찐 대추 살로 반죽하여 녹두만 한 크기로 환을 만든다.

복용법
매일 30알씩 따뜻한 술과 함께 빈속에 먹거나 인삼 달인 물로 먹는다.
한 달 후에는 40알까지 양을 늘린다.

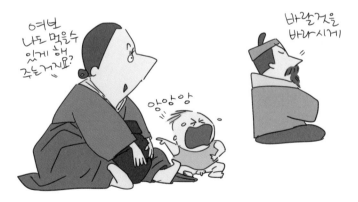

| 연령고본단(延齡固本丹) |

효능

중년에 발기되지 않거나 50세가 안 돼 수염과 머리카락이 희어지는 것을 치료
한다.

복용하고 보름이 지나면 성생활이 잘되고 1개월이 지나면 얼굴이 아이처럼 되고
10리를 볼 수 있다. 3개월이 지나면 백발이 검어지고 오래 먹으면 신선의 경지에
오른다.

만드는 법

술로 법제한 토사자, 술로 씻은 육종용 각 4냥, 천문동, 맥문동, 생지황과 숙지황,
산약, 술로 씻은 우슬, 생강즙에 축여 볶은 두충, 술에 담갔다가 심을 뺀 파극, 구
기자, 술에 쪄서 씨를 뺀 산수유, 백복령, 오미자, 인삼, 목향, 백자인 각 2냥, 복
분자, 차전자, 지골피 각 1.5냥, 석창포, 천초, 원지, 물에 담갔다가 생강즙에 볶은
감초, 택사 각 1냥. 이 약들을 곱게 가루 내어 술을 넣고 달여 멀겋게 쑨 풀로 반
죽하여 벽오동 열매 크기만 하게 환을 만든다.

부인에게는 당귀, 적석지 각 1냥을 더한다.

복용법

따뜻한 술과 함께 80알씩 빈속에 먹는다. 무, 파, 마늘, 쇠고기, 식초, 엿, 양고기
등은 피한다.

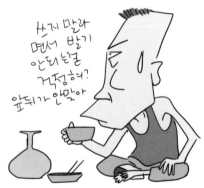

| 반룡환(斑龍丸) |

효능
옛날 촉나라에 살던 노인이 이 약을 시장에서 팔면서 '이 약은 380세를 살게 한다'고 말했다.
항시 먹으면 수명이 길어진다.

만드는 법
녹각교, 녹각상, 토사자, 백자인, 숙지황 각 8냥, 백복령, 파고지 각 4냥을 곱게 가루 낸다. 술을 넣고 달여서 쑨 쌀풀로 반죽하여 환을 만들거나 녹각교를 좋은 술에 넣고 녹인 것으로 반죽하여 백오동 열매 크기만 하게 환을 만든다.

복용법
생강과 소금을 달인 물과 함께 50알씩 먹는다.

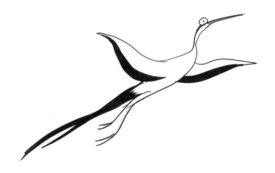

**그 노인은 백학으로 변하여
날아가 버렸다.**

| 인삼고본환(人蔘固本丸) |

사람의 심장은 피를 저장하고 신장은 정액을 저장한다. 이것들이 충실하면 수염과 머리카락이 희어지지 않고 얼굴에 주름이 생기지 않고 오래 산다.

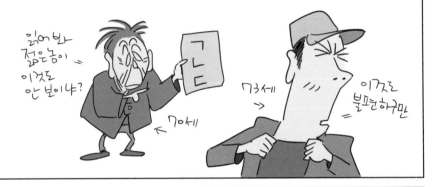

| 현토고본환(玄菟固本丸) |

몸이 허할 때 먹으면 쇠약해진 원기를 치료한다.

| 고본주(固本酒) |

허한 몸을 보해 오래 산다.

| 오수주(烏鬚酒) |

머리카락이 검어지고 얼굴빛이 좋아지며 오래 산다.

...

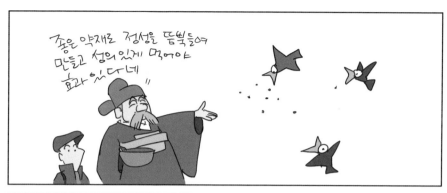

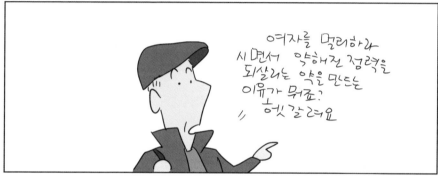

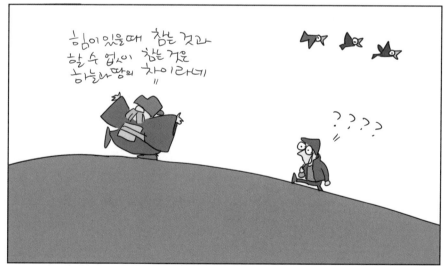

02 오래 살게 하는 단방

'단방(單方)'이란 한 가지 혹은 서너 가지의 약으로 병을 치료하는 처방을 말한다. 흔히 민간요법이라고 하는 것이다. 우리의 단방 전통은 단군신화의 쑥과 마늘에서부터 시작되었으니 그 역사가 길다.

단방은 내 병을 주위의 흔한 약재로 스스로 치료한다는 점에서 건강 주권을 찾는 일이기도 하다. 그러나 병을 치료하기 위해 약재를 써야 할 경우에는 의사의 처방을 받는 것이 바람직하다. 시중에서 쉽게 구할 수 있는 약재나 직접 산에서 채취한 약재를 임의로 복용할 경우 오남용으로 인한 부작용이 발생할 수 있다.

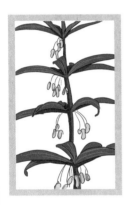

| 황정 |

《동의보감》에서는 죽대(큰댓잎둥굴레)라고 하였다. 요즈음에는 층층둥굴레나 층층갈고리둥굴레의 뿌리를 쓴다.

오래 먹으면 몸이 가벼워지고 얼굴빛이 좋아지며 늙지 않고 배고픈 줄도 모르게 된다. 뿌리, 줄기, 꽃, 열매 모두 먹을 수 있다.

복용법

뿌리를 캐서 흐르는 계곡의 물에 깨끗이 씻은 다음, 팔팔 끓는 물에 충분히 삶아서 쓴 즙을 없앤다. 이것을 솥에서 9번 쪘다가 9번 말리기를 반복하는데, 말릴 때는 땡볕에 말린다. 찌는 시간은 양에 따라 다르지만 매번 푹 익을 정도로 찐다. 이렇게 만든 황정을 5돈씩(약 20그램) 물에 달여 먹는다.

이보다 간단한 방법도 있다. 《향약집성방》에서는 황정을 캐서 맑은 물에 깨끗이 씻은 다음 16시간 동안 쪄서 칼로 얇게 썰어 햇볕에 말려 쓴다고 했다. 역시 먹을 때는 5돈씩 물에 달여 먹는다. 이때는 매실을 먹지 않는다.

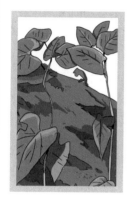

| 하수오 |

혈액순환을 돕고 뇌의 기능을 활성화시킨다. 관절염, 탈모예방, 노화방지, 심혈관 질환 예방, 신장 기능 강화 및 동맥경화 예방, 조혈작용 등이 있는 것으로 알려졌다.
오래 먹으면 머리카락이 다시 검게 되고 늙지 않으며 수명을 늘린다고 했다.

복용법

《동의보감》에서는, 하수오의 뿌리를 캐서 쌀뜨물에 담가 부드럽게 만든 다음 대나무 칼로 껍질을 벗긴 후 얇게 자르고 이를 검은콩 달인 물에 담가 속까지 스며들면 그늘에 말린 뒤 감초즙과 버무려 햇볕에 바짝 말린다. 이를 찧어서 가루를 만들어 술에 2돈씩 먹거나 꿀로 알약을 만들어 먹는다고 하였다. 파, 마늘, 무, 비늘 없는 고기는 먹지 않는다. 이렇게 해야 효과가 있다. 지금 시중에서 나오는 것은 대부분 성분을 단순 추출한 정도의 것이어서 그 효과를 기대하기 어렵다.

주의 사항

약 만드는 과정에서 쇠붙이를 닿게 하면 안 된다.

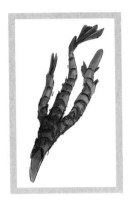

| 석창포 뿌리 |

석창포는 그냥 창포라고도 하는데, 머리를 감는 데 쓰이는 꽃창포와는 다르다. 산골짜기 물이 많은 곳에서 자라는데, 특히 흐르는 물가의 돌 사이에서 다발로 모여 자란다. 뿌리 한 토막에 9개의 마디가 있는 것이 좋은 것이며 뿌리가 땅 위로 올라와 푸르게 변한 부분은 쓰지 않는다. 음력 5월에서 12월 사이에 뿌리를 캐는데, 이것을 햇볕에 말린다.

총명탕의 주재료인 석창포

석창포는 기억력이나 학습능력을 높이고 치매와 건망증에도 효과가 있는 것으로 밝혀졌고 암에도 좋다는 보고가 있다.

또다른 효과

생 석창포를 찧거나 말린 석창포를 달여 머리를 감으면 비듬이 없어지고 피부에 바르면 아토피와 같은 가려움증이 사라진다. 관절의 통증, 입안이나 피부가 헌 곳에도 좋은 효과가 있다.

석창포차 만드는 법

잎과 꽃은 달여서 차로 먹으면 좋다. 잎은 끓는 물에 살짝 데쳐서 비빈 다음 말렸다가 쓰면 되고 꽃은 그냥 말렸다가 차로 마시면 된다.

주의 사항

석창포는 막힌 것을 잘 뚫어주지만 너무 오랫동안 먹으면 구멍을 열어버린다. 그래서 평소 식은땀을 잘 흘리는 사람은 먹으면 안 된다.

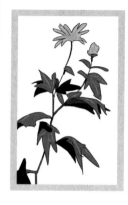

| 감국화 꽃 |

황금빛 노란 꽃이 피며 맛이 단 국화를 감국화라 부른다.
흔히 들국화라고 하는 것은 구절초다. 감국은 키가 크고
붉은 줄기가 올라가 끝이 갈라지면서 그 끝마다 작은 꽃
이 많이 달린다. 반면 구절초는 줄기가 녹색이고 줄기 끝
이 갈라지지 않고 한 송이만 핀다. 씹어보면 감국은 맛이
달고 구절초는 쓰다.

말린 감국화 꽃은 천연 방향제

향기가 좋아 말린 꽃을 이불 한 귀퉁이나 베갯속에 넣어
향기를 즐겼다. 잠을 잘 못 자는 사람에게 좋다.
꽃망울이 막 벌어지려고 할 때 꽃을 따서 그늘에 말려 쓴
다. 그래야 향이 잘 보존된다.

감기에 좋은 감국차

감기에 걸려 열이 나면서 머리가 아프고 어지러울 때 감
국차를 마시면 좋다. 감국을 볶게 되면 감국의 찬 기운이
없어져 오래 먹어도 좋은 약이 된다.

머리카락에 좋은 감국 물

감국꽃잎을 한번 끓어오르게 끓이면 노랗게 맑은 물이
우러나온다. 이 물을 미지근하게 식힌 뒤 머리를 감으면
머리카락이 빠지거나 하얗게 쇠는 것을 예방한다. 특히
비듬이 많은 사람에게 좋다.

주의 사항

감국은 약으로 쓰려면 늦은 가을에 핀 것이 좋고 또 맛을
보아 쓴 것은 빼고 단 것만 쓴다. 노란 것이 상품이고 흰
것은 노란 것만 못하다.

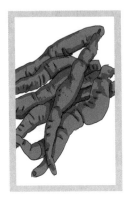

| 지황 뿌리 |

오래 먹으면 몸이 가벼워지고 늙지 않는다.
뿌리를 캐서 씻은 다음 찧어서 즙을 낸다. 졸여서 걸쭉
하게 되면 꿀을 넣고 다시 졸여 벽오동 열매 크기만 하게
알약을 만든다. 이때 약이 쇠붙이에 닿아서는 안 된다.

복용법
빈속에 3알씩 하루에 3번 술과 함께 먹는다. 파와 마늘,
무를 먹어서는 안 된다.

지황주 만드는 법
찹쌀 한 말과 100번 씻어서 잘게 썬 생지황 3근을 같이
찐 다음, 흰 누룩가루와 섞어 술을 담근다. 술이 익으면
위의 맑은 것만 마신다. 지황은 사람에 따라 소화가 잘
안 되는 경우가 있다.

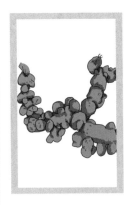

| 창출(삽주뿌리) |

달여서 오래 먹으면 몸이 가벼워지고 오래 산다.
뿌리를 캐서 쌀뜨물에 담갔다가 검은 껍질을 벗겨 내고
볶은 뒤 찧은 가루 1근과 찐 복령 8냥을 섞어서 꿀로 알
약을 만들어 먹는다. 혹은 즙 낸 것을 달여 술에 타서 먹
는다. 혹은 걸쭉하게 달여서 알약을 만들어 먹는다.

주의 사항
복숭아, 오얏(자두), 참새, 조개, 파와 마늘, 무를 함께 먹
어서는 안 된다.

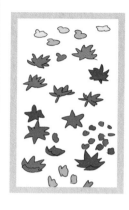

| 온갖 종류의 들꽃(백초화) |

백초화란 말 그대로 온갖 꽃이다. 봄이나 가을의 들판에서 저절로 자라는 온갖 풀의 꽃을 따서 그늘에서 말린 다음 찧어서 가루를 낸다. 이를 2돈씩(약 8그램) 술에 타서 먹는다. 혹은 꽃을 말리지 말고 날로 찧어서 즙을 낸 다음 이 즙을 달여서 술로 만들어 먹어도 좋다.

들꽃주 만드는 법

꽃을 말려 그대로 술에 담가 충분히 우러나면 먹는다(약 20~30일 정도). 꽃을 발효시켰다가 잘 숙성시켜 술로 만들어 먹으면 더 좋다. 만에 하나 있을 수 있는 부작용도 없애고 여러 가지 좋은 효과가 더 생긴다. 술로 복용 시 아침저녁으로 밥을 먹기 전에 소주잔으로 한 잔씩 먹는다.

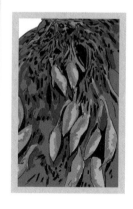

| 천문동 덩이뿌리 |

오래 먹으면 몸이 가벼워지고 오래 살며 배고픈 줄을 모른다. 만성 기관지염, 천식, 폐결핵, 기침, 가래 등에 좋으며 항암 성분이 있어서 백혈병이나 악성 혈액암, 유방암 등을 억제하는 것으로 밝혀졌다.

복용법

껍질과 심을 없앤 천문동 뿌리를 찧어서 가루를 내어 술에 타서 먹는다. 혹은 날 것을 찧어서 즙을 낸 다음 달여서 고약을 만들어 술에 한두 숟가락씩 타서 먹는다.
단, 천문동은 찬 성질이 있으므로 평소 몸이 차고 설사를 자주 하는 사람에게는 좋지 않다.

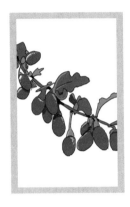

| 구기자 |

구기자 나무는 부위별로 각각 명칭이 있다. 줄기의 껍질은 구기, 뿌리의 껍질은 지골피, 잘 익은 붉은 열매는 구기자라 부른다.
열매와 잎은 효과가 같다. 뿌리와 줄기, 열매와 잎 모두 먹을 수 있다.

복용법
어린잎은 국을 끓이거나 버무려서 항시 먹으면 좋다. 껍질과 열매는 가루 내어 꿀로 알약을 만들어 항시 먹는데, 술에 담갔다가 먹어도 좋다.

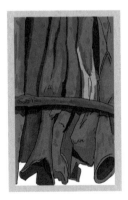

| 오가피 |

오래 먹으면 몸이 가벼워지고 늙지 않는다. 《동의보감》에서는 오가피 술이나 오가피 가루를 먹고 죽지 않고 오래 사는 사람이 헤아릴 수 없이 많다고 하였다.

복용법
뿌리와 줄기를 다려서 술 빚듯이 빚어서 먹는다. 몸을 보하는 것을 주(主)로 하는데, 달여서 차 대신 마셔도 좋다.

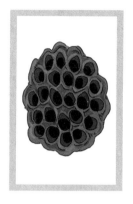

| 연밥 |

오래 먹으면 몸이 가벼워지고 늙지 않으며 배고픈 줄을 모르고 오래 산다.

복용법

껍질과 속의 심을 버리고 찧어서 가루를 낸 다음 죽을 끓이거나 싸라기같이 갈아서 밥을 지어 먹는데, 오랫동안 먹어도 부작용이 없다. 또 찧어서 가루를 낸 다음 술이나 마실 것에 2돈씩 타서 마신다.

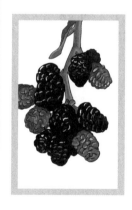

| 오디(뽕나무 열매) |

오래 먹으면 흰머리가 검게 변하고 늙지 않는다.

복용법

검게 잘 익은 것을 따서 햇볕에 말려 찧어서 가루를 낸 다음 꿀로 알약을 만들어 오래 먹거나 술 빚듯이 빚어서 먹는다.

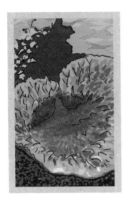

| 가시연밥 |

오래 먹으면 몸이 가벼워지고 배고픈 줄을 모르며 늙지 않고 신선이 될 수 있다.

복용법
연밥과 함께 먹는 것이 제일 좋고, 가루를 내어 먹으면 아주 좋다.
멥쌀 1홉과 가시연밥 가루 2홉을 끓여서 죽을 만들어 빈속에 먹는다.

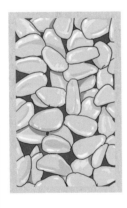

| 잣 |

오래 먹으면 몸이 가벼워지고 오래 살며 배고픈 줄을 모르고 늙지 않는다.

복용법
죽을 쑤어 늘 먹는 것이 가장 좋다.

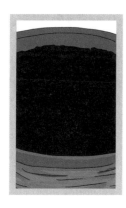

| 검은 참깨 |

흑임자라고도 한다. 오래 먹으면 몸이 가벼워지고 늙지 않으며 배고픔과 갈증을 이기게 하고 오래 살게 한다.

복용법
꿀 1되와 검은 참깨 1되를 합하여 알약을 만들어 먹는다.

주의 사항
독이 있는 고기나 날 채소를 함께 먹으면 안 된다. 오래 먹으면 장수한다.

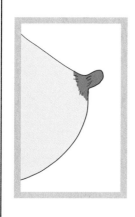

| 사람 젖 |

젖을 먹으면 오장을 보하고 오래 살게 하며 뽀얗게 살찌고 피부가 매끄러워진다. 달착지근한 냄새가 나는 젖을 쓰는데, 은그릇에 넣고 한번 확 끓어오르게 하여 새벽 4~5시에 따뜻하게 먹는다. 젖을 입으로 빨아들인 뒤 곧 손가락으로 콧구멍을 막고 입술을 다물고 이를 붙인 상태에서 양치질하듯 하여 젖과 침이 잘 섞이게 한 다음, 코로 공기를 들이마셔 기가 명당에서 뇌로 들어가게 한다. 그리고 나서 젖을 천천히 삼킨다. 보통 이 과정을 다섯에서 일곱 차례 하는 것을 1번으로 계산한다.
이 방법이 좋다고는 하지만 현실적으로 젖을 구하는 것부터 거의 불가능하다. 권하지 않는다.

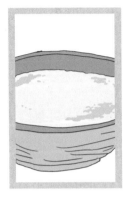

| 흰죽 |

아침에 일어나 죽을 먹으면 가슴이 시원해지고 위 기능이
좋아진다.

복용법

멥쌀을 문드러질 정도로 걸쭉하게 끓였다가 먹
는다.

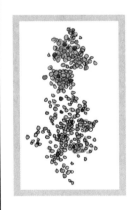

| 새삼씨 |

오래 복용하면 눈이 맑아지고 몸이 가벼워지고 장수한다.

복용법

술에 담갔다가 볕에 말려서 찌는 것을 9번 반복한다. 이
걸 가루 내서 하루에 2번, 2돈씩 따뜻한 술에 타서 빈속
에 먹는다.

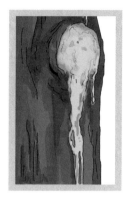

| 송진 |

오래 먹으면 몸이 가볍고 장수한다.

복용법

송진 7근을 뽕나무 잿물 1석(石)과 함께 3번 끓이고 찬물
에 넣어 굳힌 뒤 다시 끓인다. 이 과정을 10번 반복하면
흰색이 된다. 이것을 빻아 체로 쳐서 농도가 진한 술과 꿀
을 섞어서 엿처럼 만들어 하루에 1냥씩 먹는다.
솔잎은 잘게 썬 후 갈아 술과 함께 3돈씩 먹는다. 미음과
먹어도 좋다. 검게 볶은 콩을 함께 찧어서 가루 내어 따뜻
한 물에 타서 먹으면 더욱 좋다.

1석: 120근

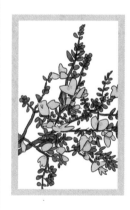

| 회화나무열매 |

오래 먹으면 눈이 맑아지고 머리카락과 수염이 검어지며
장수한다. 음력 10월에 열매를 따서 먹는데 모든 병을 고
친다.

복용법

음력 10월에 열매를 따서 절항아리에 넣고 소금기 있는
진흙으로 입구를 막는다. 이것을 그늘진 담 밑에 3자 깊
이로 묻었다가 음력 12월 8일에 꺼내서 껍질을 벗긴 후
검은 씨를 소 쓸개 안에 넣고 높이 매달아 그늘에서 말린
다. 음력 3월초에 꺼내 빈속에 끓인 물로 1알을 삼키고 둘
째날은 2알을 삼키며 15알이 될 때까지 양을 늘린다. 이
후에는 매일 1알씩 줄이고 1바퀴 돌면 다시 시작한다.

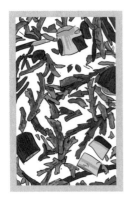

| 측백나무잎 |

오래 복용하면 온갖 병을 없애고 장수한다. 1년 복용하면 10년을 더 살고 2년을 복용하면 20년 더 산다.
잎을 따서 그늘에 말려 가루 내고 꿀로 팥알만 한 크기로 환을 만들어 술과 함께 81알씩 먹는다. 마늘, 파, 부추, 생강과 함께 먹지 않는다.

측백엽차 만드는 법
측백엽차는 동쪽으로 난 잎을 시루의 밥 위에 놓고 찐 후 물로 여러 번 씻어서 그늘에 말려 매일 달여 먹는다.

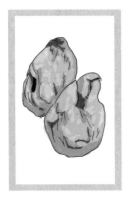

| 복령 |

오래 복용하면 배가 고프지 않고 장수한다.

복용법
백복령을 흰국화나 백출과 합쳐서 가루나 환으로 만들어 늘 먹는다. 혹은 백복령 껍질을 벗기고 술에 15일 동안 담근 후 걸러서 가루 내어 3돈씩, 하루에 3번 물에 타서 먹는다.

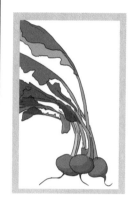

| 순무씨 |

오래 복용하면 곡식을 끊고 오래 살 수 있다.

복용법

9번 찌고 9번 말려서 가루 내어 하루에 2번, 2돈씩 물과
함께 먹는다.

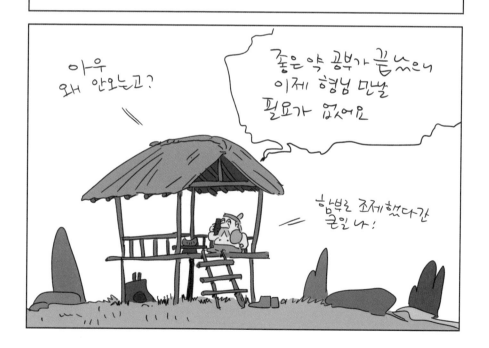

"음양과 사계절은 만물의 시작과 끝이며 죽고 사는 것의 근본이다.
이를 거스르면 삶을 해치게 되고, 잘 따르면 위험한 병이 생기지 않으므로
이를 도를 얻었다고 한다. 성인은 도를 실천하지만
어리석은 사람은 도를 노리개 정도로 여긴다."

– 《동의보감》 중에서

9장

기(氣)와 음양오행(陰陽五行)

한의학은 기의 의학이다.
또한 음양과 오행을 떠나서는 성립될 수 없다.
기가 무엇인지, 음양과 오행이 무엇인지를 아는 것은
한의학을 이해하는 첫걸음이다.
음양오행을 알고 나면 한의학은 물론 세상을 보는 눈이 달라진다.
나를 보는 눈이 달라진다.

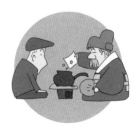

01 기, 너는 누구냐

기(氣)란 무엇일까?
원래 기(氣)는 기(气)로 썼다.

상형문자를
보면 이렇다.

구름이 흘러가는 것
같기도 하고

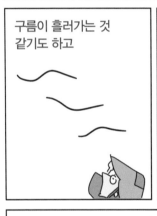

피어오르는
아지랑이나 밥을
지을 때 나는
김 같기도 하고

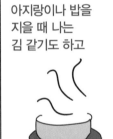

바람결에 날리는
깃발 같기도 하다.

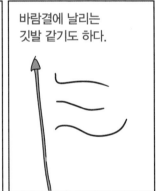

눈에는 보이지
않지만 분명히
무언가 있다.
다른 것을
움직이게
하는 힘,
그것이
기다.

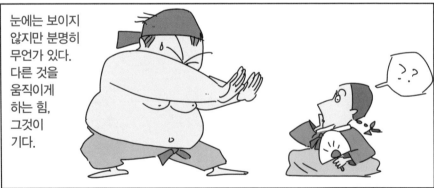

한의학에서는 돼지고기를
차다고 한다. 여기에서
차다는 것이
돼지고기의
기다.

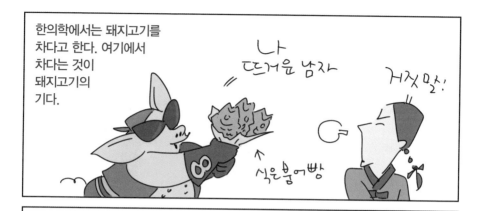

돼지고기를 먹으면 사람의 몸이 차가워지기 때문에
그런 돼지고기의 힘을 찬 기운, 즉 한기(寒氣)라고 한다.
고추처럼 열을 내는 기운은 열기(熱氣),
인삼처럼 따뜻하게 하는 기운은 온기(溫氣),
보리처럼 서늘하게 하는 기운은 양기(凉氣)라고 한다.

한마디로 기는 어떤 사물이 다른 사물에
미치는 영향을 말한다.

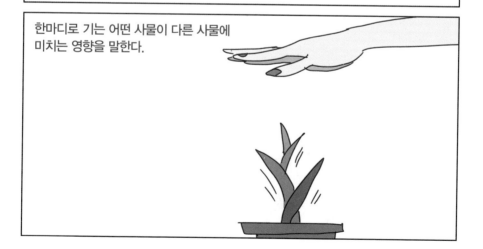

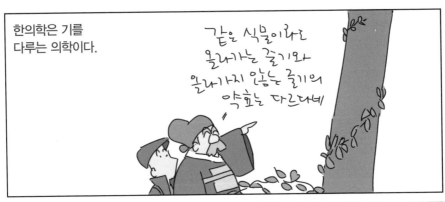

한의학은 기를
다루는 의학이다.

같은 식물이라도
올라가는 줄기와
올라가지 않는 줄기의
약효는 다르다네

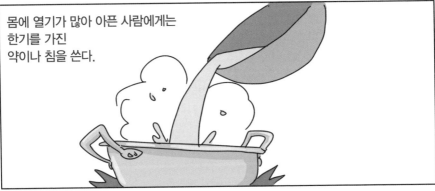

몸에 열기가 많아 아픈 사람에게는
한기를 가진
약이나 침을 쓴다.

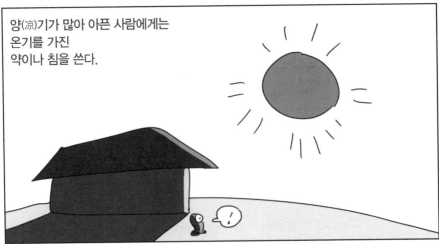

양(凉)기가 많아 아픈 사람에게는
온기를 가진
약이나 침을 쓴다.

한의학은 기가 넘치면 덜어내고
모자라면 보충하여
몸의 균형을 맞춘다.

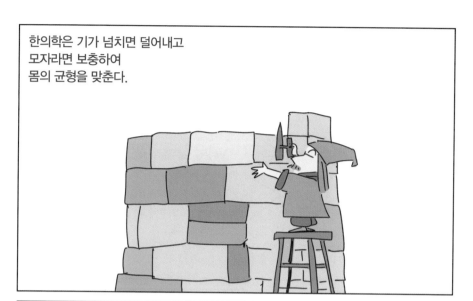

한의학은 모든 사물을 '기'의 관점에서 본다.
사람도 기, 돼지도 기, 소도 기, 개도 기,
자연도 기, 공기도 기, 우주도 기다.

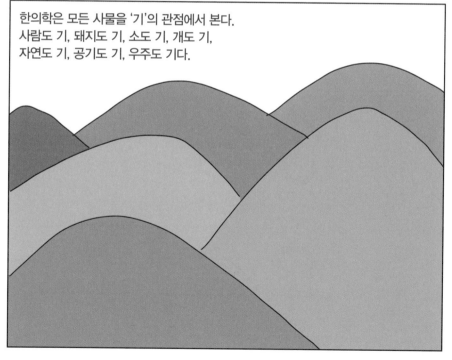

02 음양의 조화

기는 음과 양으로 나뉜다.

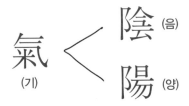

사람의 기를 음양으로 나누면
남자는 양, 여자는 음이다.
그렇지만 무조건 남자는 양,
여자는 음이라고 단정지을 수는 없다.

남자의 기는
다시 음과
양으로
나뉜다.

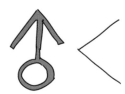

음– 내성적이고 왜소한 체격

양– 외향적이고 건장한 체격

여자의 기는
다시 음과
양으로
나뉜다.

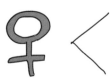

음– 내성적이고 왜소한 체격

양– 외향적이고 건장한 체격

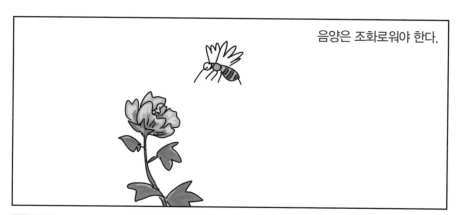

음양은 조화로워야 한다.

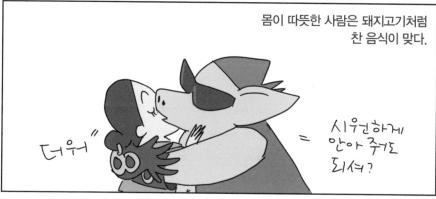

몸이 따뜻한 사람은 돼지고기처럼 찬 음식이 맞다.

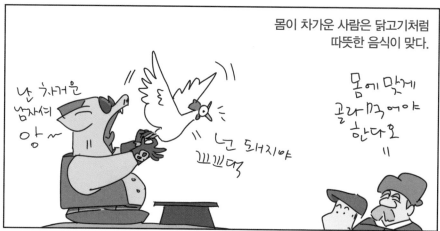

몸이 차가운 사람은 닭고기처럼 따뜻한 음식이 맞다.

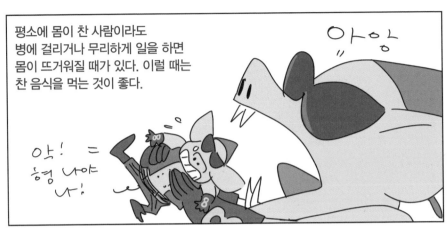

평소에 몸이 찬 사람이라도
병에 걸리거나 무리하게 일을 하면
몸이 뜨거워질 때가 있다. 이럴 때는
찬 음식을 먹는 것이 좋다.

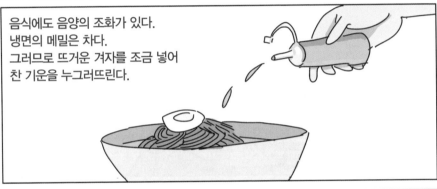

음식에도 음양의 조화가 있다.
냉면의 메밀은 차다.
그러므로 뜨거운 겨자를 조금 넣어
찬 기운을 누그러뜨린다.

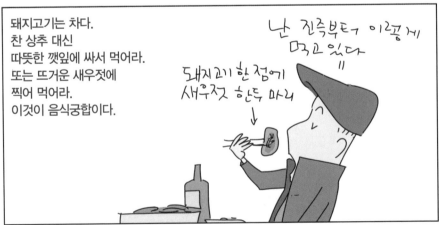

돼지고기는 차다.
찬 상추 대신
따뜻한 깻잎에 싸서 먹어라.
또는 뜨거운 새우젓에
찍어 먹어라.
이것이 음식궁합이다.

부부도 마찬가지다.
궁합이 있다.

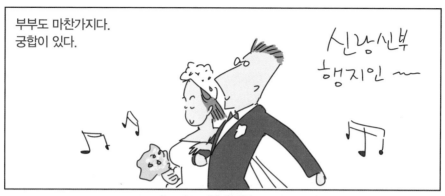

둘 다 음이면 적막하고

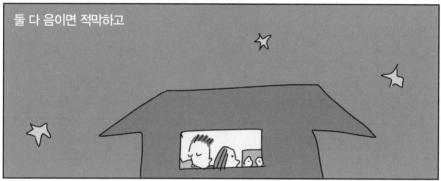

둘 다 양이면 콩가루 집안이 된다.

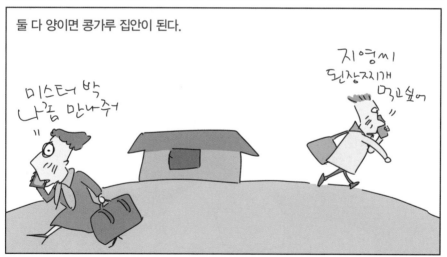

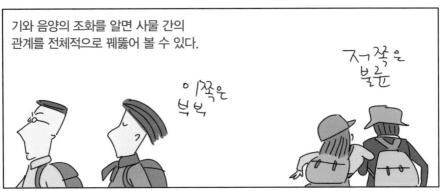

기와 음양의 조화를 알면 사물 간의
관계를 전체적으로 꿰뚫어 볼 수 있다.

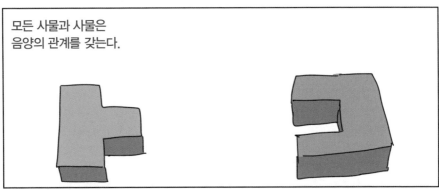

모든 사물과 사물은
음양의 관계를 갖는다.

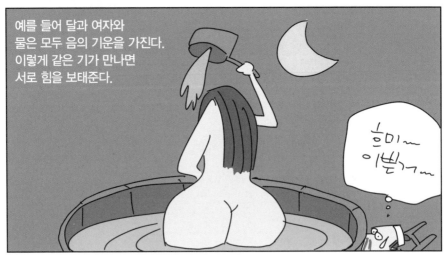

예를 들어 달과 여자와
물은 모두 음의 기운을 가진다.
이렇게 같은 기가 만나면
서로 힘을 보태준다.

그러나 기가 한쪽으로 치우치면 안 된다.
음에는 양, 양에는 음이 있어야 한다.

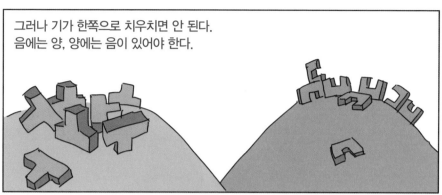

여자는 양의 기운인 남자와 태양,
불처럼 따뜻한 기운을 받아야
온전한 몸이 된다.

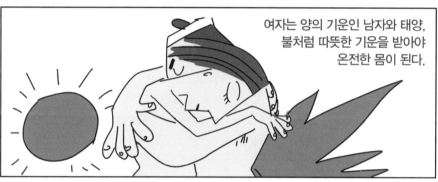

이렇듯 우주의 모든 사물은
서로 조화로운 관계를 맺고 살아간다.

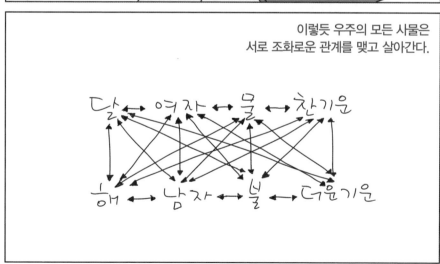

03 돼지고기의 찰떡궁합은

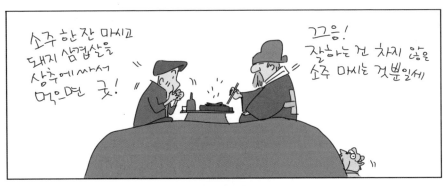

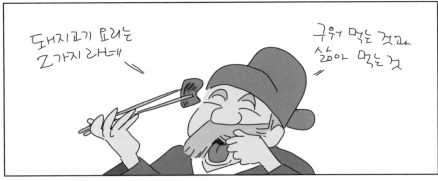

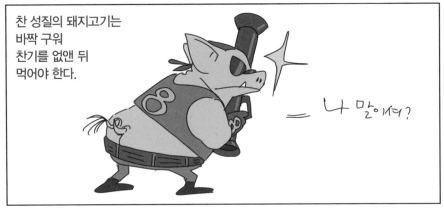

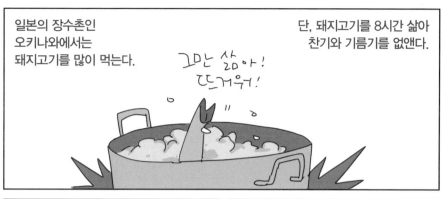

일본의 장수촌인
오키나와에서는
돼지고기를 많이 먹는다.

단, 돼지고기를 8시간 삶아
찬기와 기름기를 없앤다.

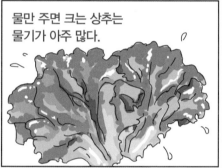

물만 주면 크는 상추는
물기가 아주 많다.

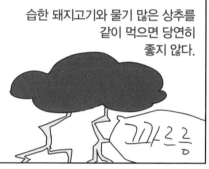

습한 돼지고기와 물기 많은 상추를
같이 먹으면 당연히
좋지 않다.

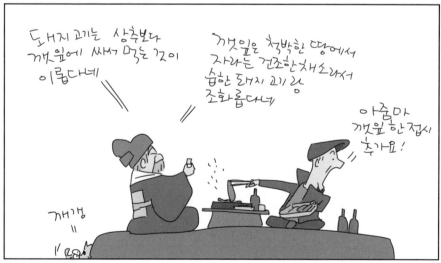

04 오행의 의미

오행(五行)은 말 그대로 흐르고
움직이는 운동의 과정이다.

기는 사물과 사물이 어떤 영향을 주고받는가를 보고,
음양은 그런 기가 가진 상반되는 성질을 보며,
오행은 그런 기가 어떤 과정을 거쳐 어떻게 변하는가를 본다.

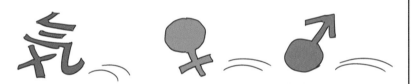

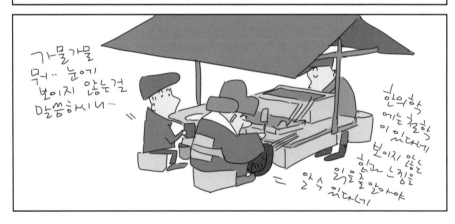

오행은
목(木) 화(火) 토(土) 금(金) 수(水)
를 이른다.

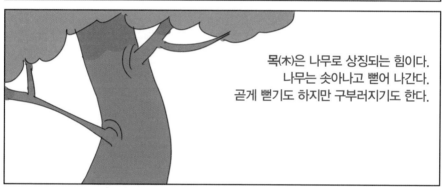

목(木)은 나무로 상징되는 힘이다.
나무는 솟아나고 뻗어 나간다.
곧게 뻗기도 하지만 구부러지기도 한다.

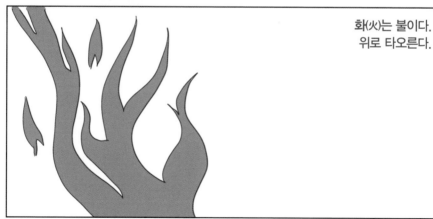

화(火)는 불이다.
위로 타오른다.

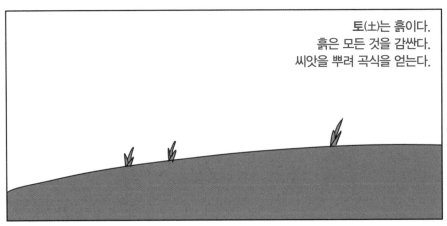

토(土)는 흙이다.
흙은 모든 것을 감싼다.
씨앗을 뿌려 곡식을 얻는다.

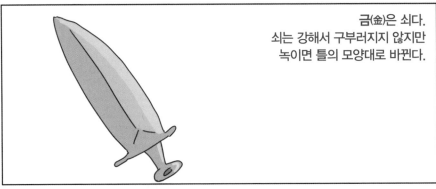

금(金)은 쇠다.
쇠는 강해서 구부러지지 않지만
녹이면 틀의 모양대로 바뀐다.

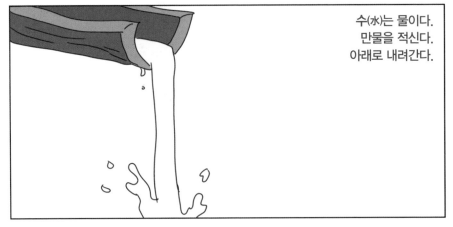

수(水)는 물이다.
만물을 적신다.
아래로 내려간다.

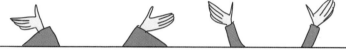

목화토금수, 즉 오행의 이치는
우주의 순환 이치와 같다.

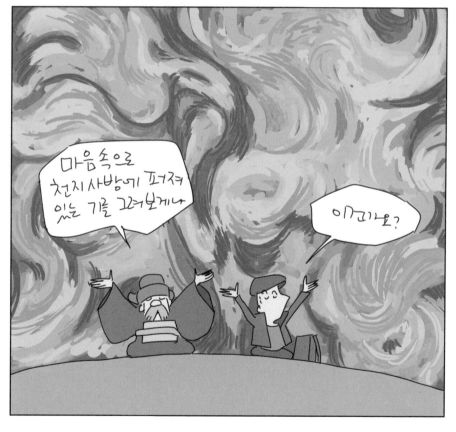

05 오행과 사계절의 변화

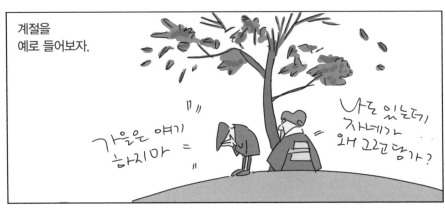

계절을
예로 들어보자.

가을은 얘기
하지마

나도 있는데
자네가
왜 끄고 당가?

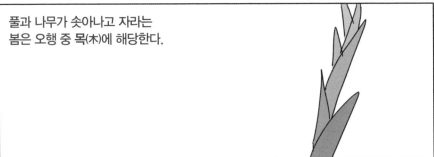

풀과 나무가 솟아나고 자라는
봄은 오행 중 **목(木)**에 해당한다.

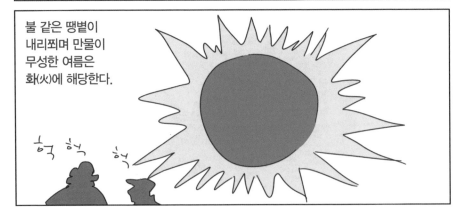

불 같은 땡볕이
내리쬐며 만물이
무성한 여름은
화(火)에 해당한다.

헉 헉 헉

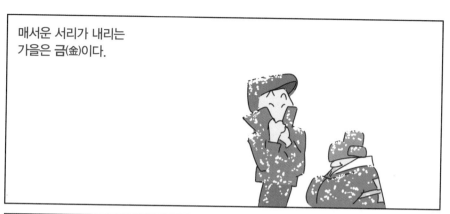

매서운 서리가 내리는
가을은 금(金)이다.

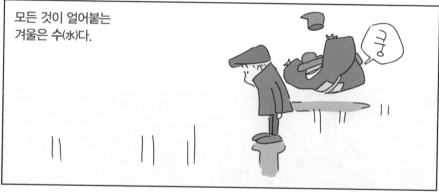

모든 것이 얼어붙는
겨울은 수(水)다.

쿵

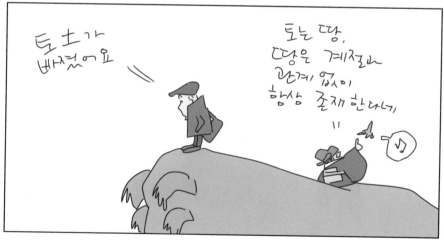

토(土)가
빠졌어요

토는 땅,
땅은 계절과
관계 없이
항상 존재한다네.

06 오행과 인생

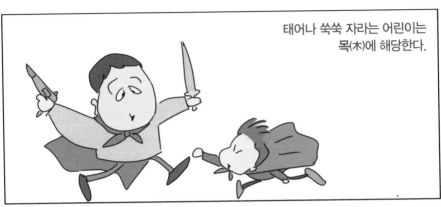

태어나 쑥쑥 자라는 어린이는
목(木)에 해당한다.

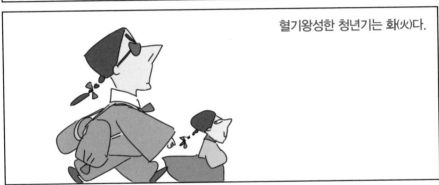

혈기왕성한 청년기는 화(火)다.

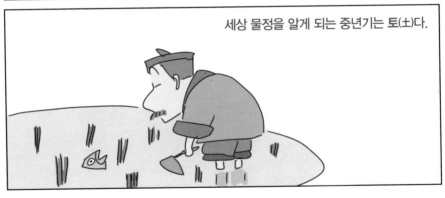

세상 물정을 알게 되는 중년기는 토(土)다.

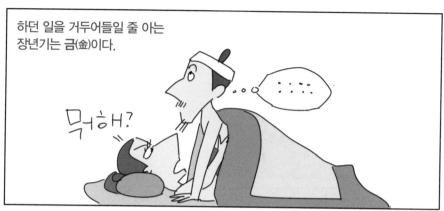

하던 일을 거두어들일 줄 아는
장년기는 금(金)이다.

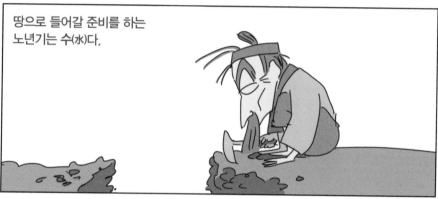

땅으로 들어갈 준비를 하는
노년기는 수(水)다.

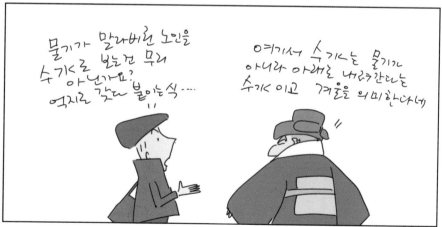

오행과 사물의 특성

목(木)	나무, 동쪽, 푸른색, 간, 분노, 신맛 등이 해당
화(火)	불, 남쪽, 붉은색, 심장, 기쁨, 쓴맛 등이 해당
토(土)	흙, 중앙, 누런색, 비장, 골똘한 생각, 단맛 등이 해당
금(金)	쇠붙이, 서쪽, 흰색, 폐, 슬픔, 매운맛 등이 해당
수(水)	물, 북쪽, 검은색, 콩팥, 두려움, 짠맛 등이 해당

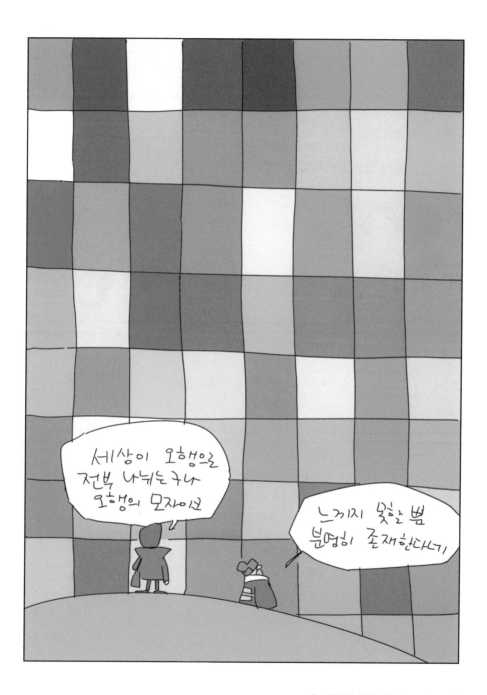

서로 돕는 상생, 등지고 있는 상극

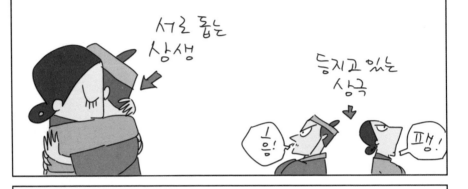

각각의 **오행**은 서로 도와주거나
억누르는 힘이 있다.

목화토금수는 상생(相生)의 순서다.

나무(木)를 때서 불(火)을 만들고   **목생화** (木生火)
불(火)이 타고 나면 흙(土)이 생기고   **화생토** (火生土)
흙(土) 속에서 쇠(金)를 캐고   **토생금** (土生金)
쇠(金) 표면에 물(水)이 생기고   **금생수** (金生水)
이 물(水)을 주면 나무(木)가 잘 자란다.   **수생목** (水生木)

반면 **목토수화금**은 상극(相克)의 순서다.

나무(木)는 흙(土)을 뚫고 들어간다.　목극토 (木克土)
흙(土)을 쌓아 물(水)을 막는다.　토극수 (土克水)
물(水)은 불(火)을 끄고　수극화 (水克火)
불(火)은 쇠(金)를 녹인다.　화극금 (火克金)
쇠(金)는 나무(木)를 자른다.　금극목 (金克木)

모든 인간사와 자연사에 있어 상생과 상극은
매우 중요한 관계다.

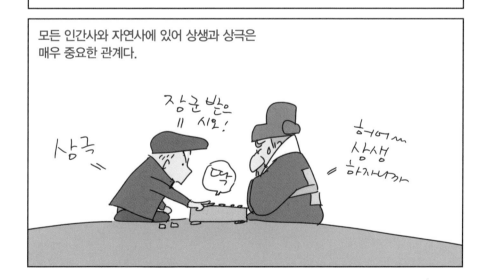

09 오행의 오묘한 이치

〈오행의 예〉

목(木)에 속하는 장기는 간이다.
다른 행(行)과
균형을 맞추지 않고
간의 기 하나만 세지면
병이 된다.
또 분노가 많으면
간에 병이 생긴다.

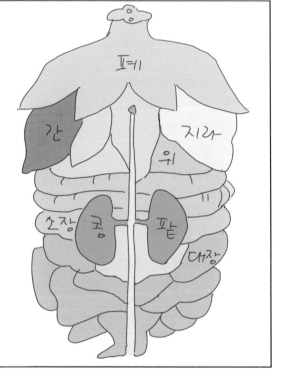

간의 기가 약할 때는
목(木)에 속하는
푸른색의 채소,
신맛의 음식을 섭취하면
도움이 된다.

〈상생의 예〉

수(水)에 속하는
장기는 콩팥이다.
콩팥(水)의 기가 넉넉하면
간(木)이 좋아진다(水生木).
간(木)이 좋아지면
심장(火)이 좋아진다(木生火).

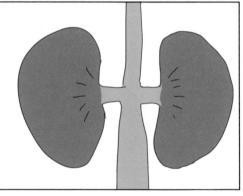

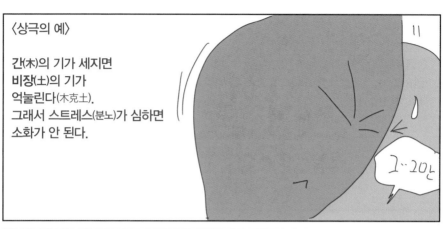

〈상극의 예〉

간(木)의 기가 세지면
비장(土)의 기가
억눌린다(木克土).
그래서 스트레스(분노)가 심하면
소화가 안 된다.

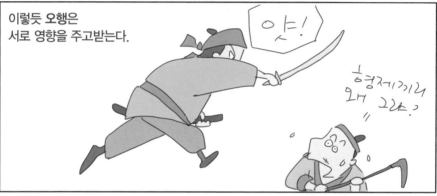

이렇듯 오행은
서로 영향을 주고받는다.

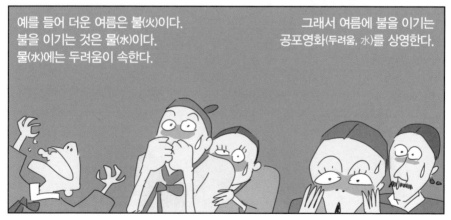

예를 들어 더운 여름은 불(火)이다.
불을 이기는 것은 물(水)이다.
물(水)에는 두려움이 속한다.

그래서 여름에 불을 이기는
공포영화(두려움, 水)를 상영한다.

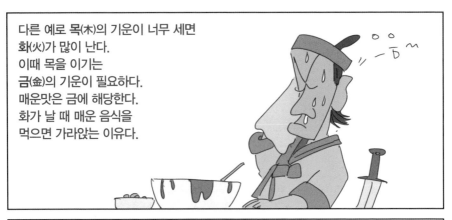

다른 예로 목(木)의 기운이 너무 세면
화(火)가 많이 난다.
이때 목을 이기는
금(金)의 기운이 필요하다.
매운맛은 금에 해당한다.
화가 날 때 매운 음식을
먹으면 가라앉는 이유다.

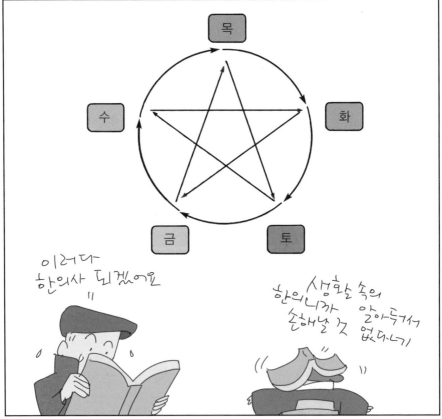

〈사물의 오행과 특성〉

오행	목	화	토	금	수
지배 장부	간(음) 담(양)	심장(음) 소장(양)	비장(음) 위장(양)	폐(음) 대장(양)	신장(음) 방광(양)
지배 부위	눈, 목, 근육, 손톱, 발톱	혀, 얼굴, 피, 상완, 혈관	입, 입술, 대퇴부, 배, 비계, 무릎	코, 피부, 가슴, 항문, 체모	귀, 골수, 힘줄, 허리, 치아, 뼈, 음부, 머리카락
계절	춘	하	장하	추	동
일	새벽	오전	정오	오후	저녁
맛	신맛	쓴맛	단맛	매운맛	짠맛
색깔	청	적	황	백	흑
오곡	팥	수수	기장쌀	현미, 율무	검은콩
오축	개	염소	소	말	돼지
기후	풍	화	습	조	한
증상	한숨	딸꾹질	트림	재채기	하품
분비물	눈물	땀	개기름	콧물	침
감정	화냄	기쁨	생각	슬픔	공포
덕목	인자함	예의	믿음	의리	지혜
소리	각	치	궁	상	우

"정(精)이란 다른 사람에게 베풀면 사람을 낳고
나에게 머무르게 하면 나를 살아가게 한다.
아기를 만들기 위한 정도 마땅하지 않은데
하물며 헛되이 버리겠는가."

− 《동의보감》 중에서

10장

정(精)

정은 생명력의 근원이다.

정에는 두 가지가 있다. 하나는 생식을 위한 정이고

다른 하나는 살아가는 데 필요한 정이다.

그러므로 '정력(精力)'이라는 말은 말 그대로 정의 힘,

생명력을 말한다. 단순한 정력이 아니다.

《동의보감》에서는 사람이 정기신으로 이루어 졌다고 본다.

여기에서 '정'은 '기'를 만들고 '기'는 다시 '신'을 만든다.

그러므로 정이 없으면 나머지도 없다.

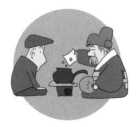

01 고루 살펴야 제 수명을 찾는다

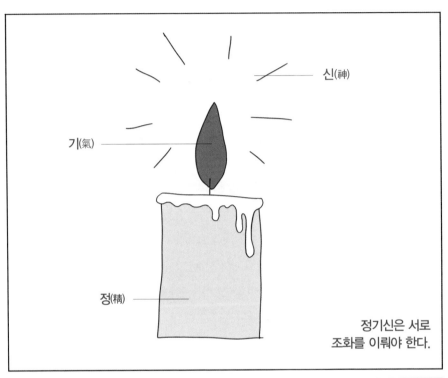

신(神)

기(氣)

정(精)

정기신은 서로
조화를 이뤄야 한다.

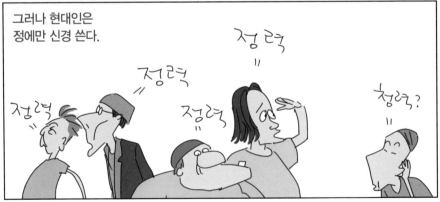

그러나 현대인은
정에만 신경 쓴다.

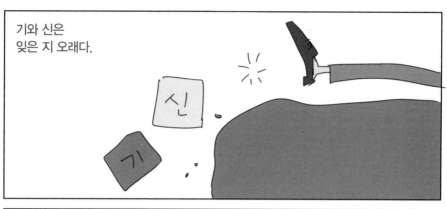

기와 신은
잊은 지 오래다.

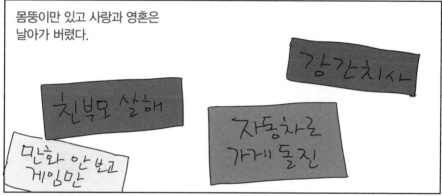

몸뚱이만 있고 사랑과 영혼은
날아가 버렸다.

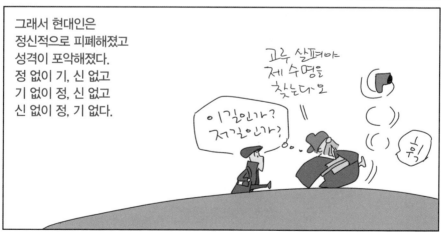

그래서 현대인은
정신적으로 피폐해졌고
성격이 포악해졌다.
정 없이 기, 신 없고
기 없이 정, 신 없고
신 없이 정, 기 없다.

02 정은 영양분의 집합체

정
精

음식의 영양분이 모여
정(精)이 되기 때문에 정은
쌀 미(米)와 맑을 청(靑)이
합쳐져 완성되었다.

정은 몸의 근본이다.

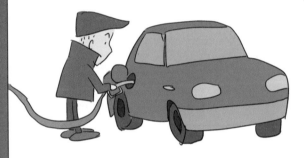

오곡의 진액이 섞여 기름이
되는데 이것이 뼈로
스며들어 골수와 뇌를
채운 뒤 사타구니로
흘러들어 가
정액이 된다.

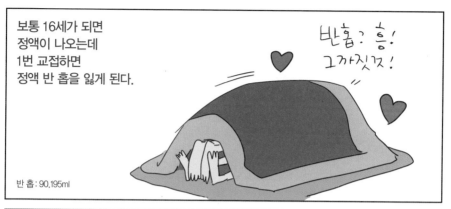

보통 16세가 되면
정액이 나오는데
1번 교접하면
정액 반 홉을 잃게 된다.

반 홉 : 90.195ml

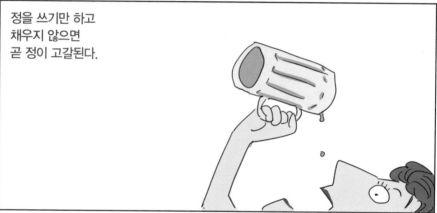

정을 쓰기만 하고
채우지 않으면
곧 정이 고갈된다.

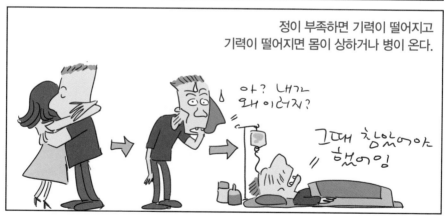

정이 부족하면 기력이 떨어지고
기력이 떨어지면 몸이 상하거나 병이 온다.

03 담담한 맛이 정을 만든다

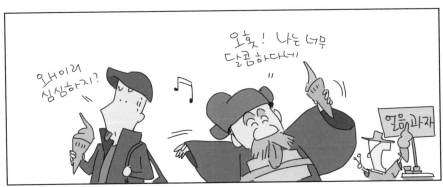

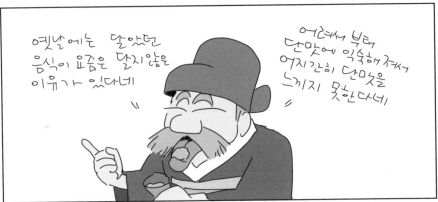

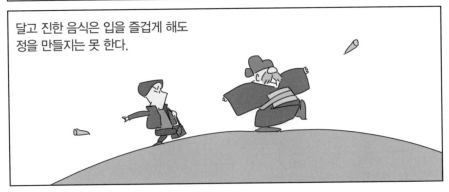

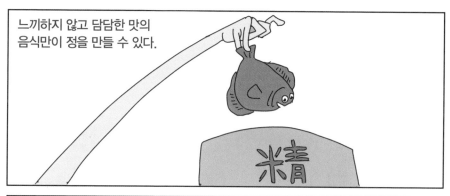

느끼하지 않고 담담한 맛의
음식만이 정을 만들 수 있다.

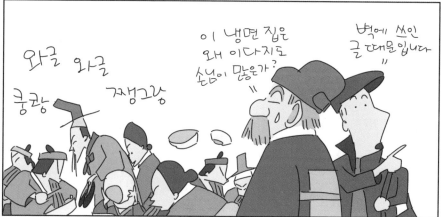

와글 와글

쿵쾅

쩌렁그랑

이 냉면 집은
왜 이다지도
손님이 많은가?

벽에 쓰인
글 때문입니다

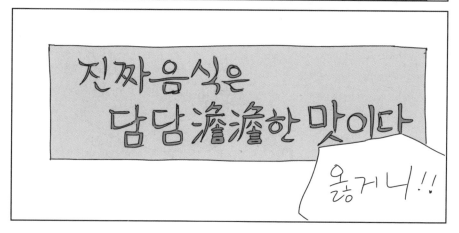

진짜음식은
담담澹澹한 맛이다

옳거니!!

04 약보다 밥

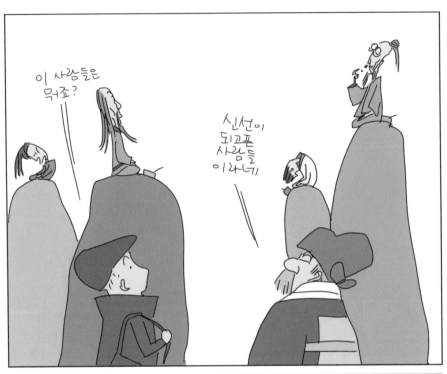

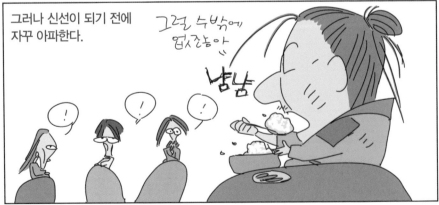

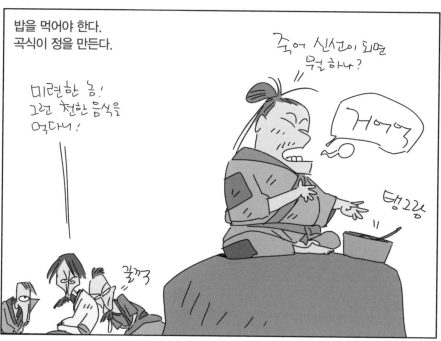

밥을 먹어야 한다.
곡식이 정을 만든다.

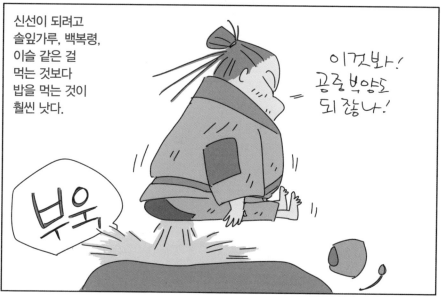

신선이 되려고
솔잎가루, 백복령,
이슬 같은 걸
먹는 것보다
밥을 먹는 것이
훨씬 낫다.

밥의 엑기스가 몸의 엑기스

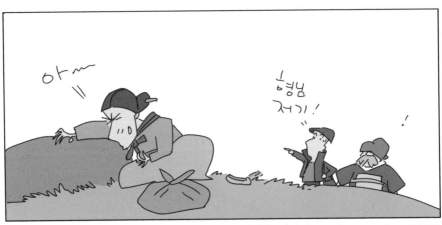

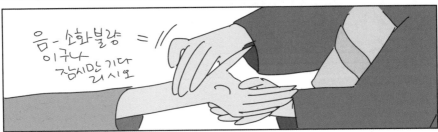

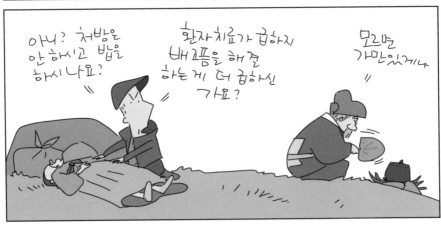

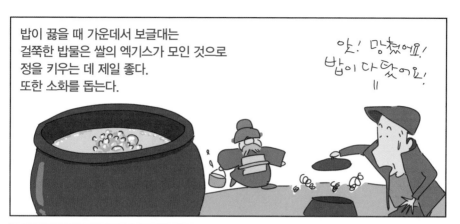

밥이 끓을 때 가운데서 보글대는
걸쭉한 밥물은 쌀의 엑기스가 모인 것으로
정을 키우는 데 제일 좋다.
또한 소화를 돕는다.

앗! 망쳤어요!
밥이 다 탔어요!

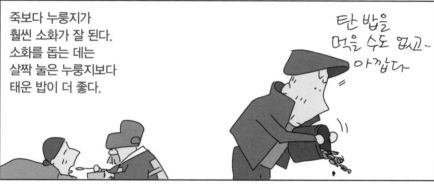

죽보다 누룽지가
훨씬 소화가 잘 된다.
소화를 돕는 데는
살짝 눌은 누룽지보다
태운 밥이 더 좋다.

탄 밥을
먹을 수도 없고…
아깝다

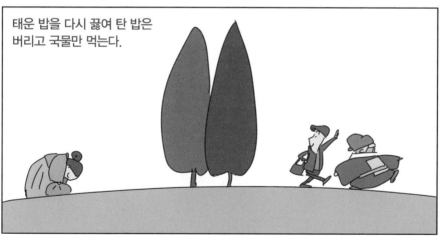

태운 밥을 다시 끓여 탄 밥은
버리고 국물만 먹는다.

06 젊을 때 아이를 가져라

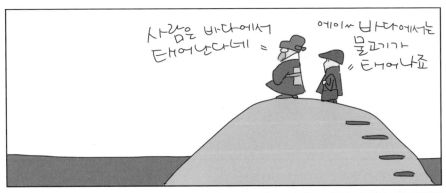

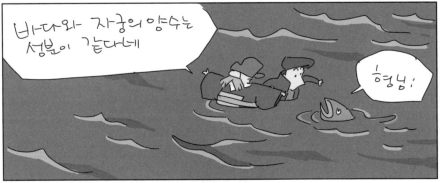

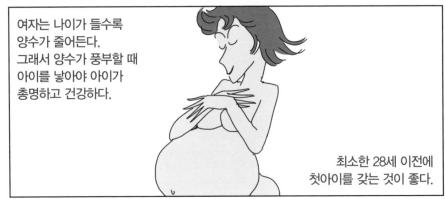

여자는 나이가 들수록
양수가 줄어든다.
그래서 양수가 풍부할 때
아이를 낳아야 아이가
총명하고 건강하다.

최소한 28세 이전에
첫아이를 갖는 것이 좋다.

여자는 40년 동안
500번의 생리를 하면서
500개의 난자를 배란한다.

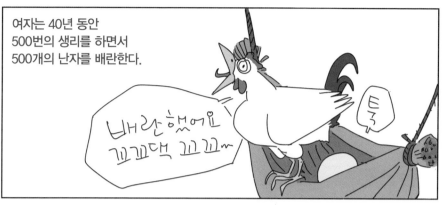

옛날에는 며느리를 찾을 때 인물보다
허리 아래를 봤다.

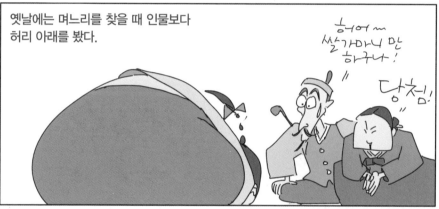

현대인은 침대 생활을
하니까 몸이 차다.
구들장 위에서 생활하던
옛날 사람보다 아이를
적게 낳는다.

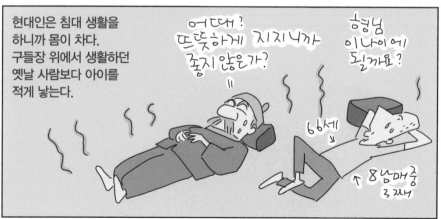

07 남녀의 본능

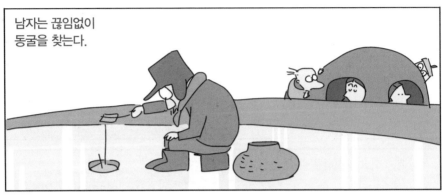

남자는 끊임없이
동굴을 찾는다.

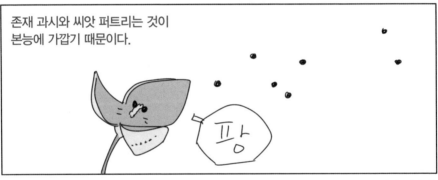

존재 과시와 씨앗 퍼트리는 것이
본능에 가깝기 때문이다.

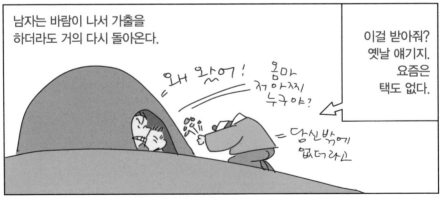

남자는 바람이 나서 가출을
하더라도 거의 다시 돌아온다.

이걸 받아줘?
옛날 얘기지.
요즘은
택도 없다.

여자는 바람이 나서 가출을 하면
100% 돌아오지 않는다.

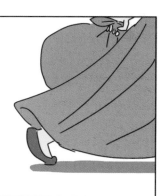

동굴이랑 같이
움직이기 때문이다.

여기 있던 동굴
못 보셨어?

어?
언제 없어
졌지?

산후풍의 최대 적

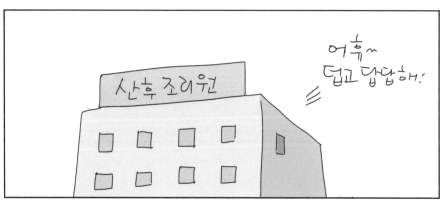

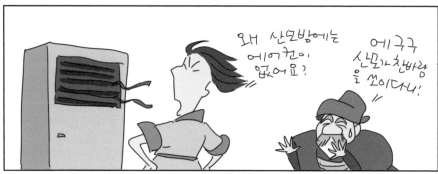

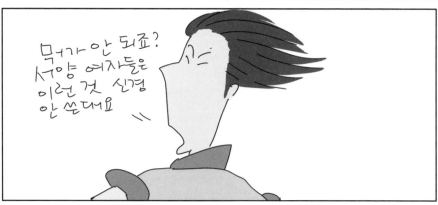

우리는 농경민족이라 일정한 곳에 정착한 후
구들장 위에서 살았다.

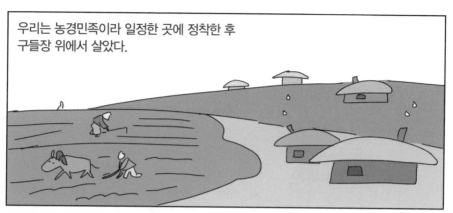

서양인은 애 낳으면 씻고 바로 이동하는
유목민족이라서 우리와 달라도 한참 다르다.
골병들지 않으려면
빨리 산모방으로 들어가야 한다.

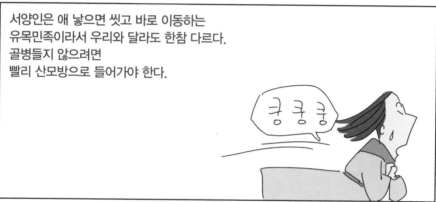

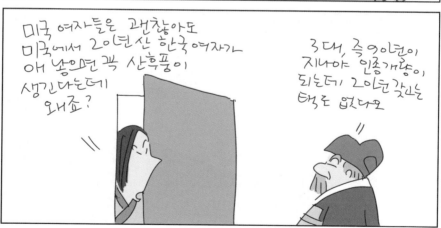

피 1말을 모아야 정 1되가 된다

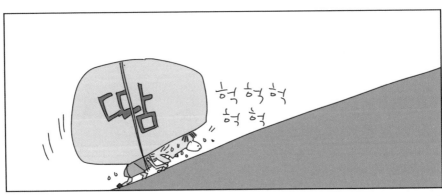

땀을 너무 흘리면
기운이 빠진다.

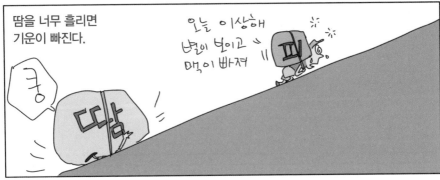

피도 많이 흘리면
기운이 빠진다.
심하면 죽는다.

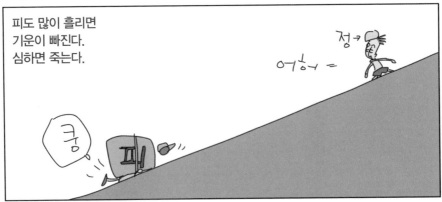

땀 1말을 모으면 피 1되가 되고
피 1말을 모으면 정 1되가 된다.

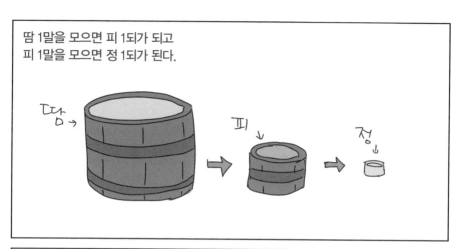

무리하면
정상에 오르기 전에
땅에 묻힌다.

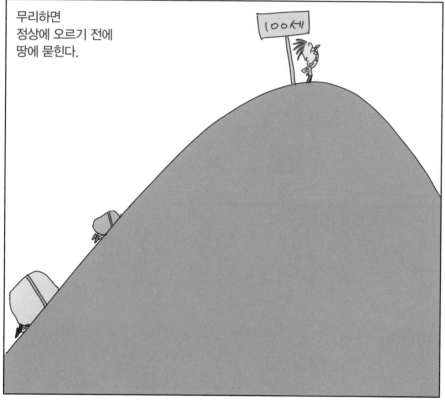

10 몽정과 유정의 차이

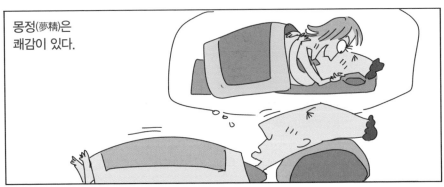

몽정(夢精)은
쾌감이 있다.

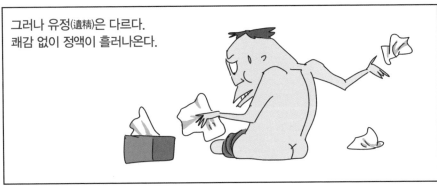

그러나 유정(遺精)은 다르다.
쾌감 없이 정액이 흘러나온다.

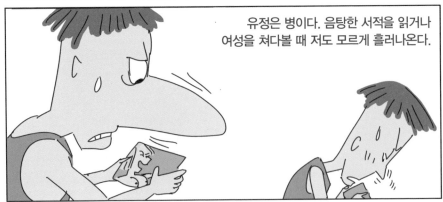

유정은 병이다. 음탕한 서적을 읽거나
여성을 쳐다볼 때 저도 모르게 흘러나온다.

성욕은 뇌와 심장이
지배하므로
상상하지 말고
눈으로 보지 않아야
치료에 도움이 된다.

요즘같이 노출이 심한 시대에
마음을 닦는 청심(淸心)이란 불가능해 보인다.

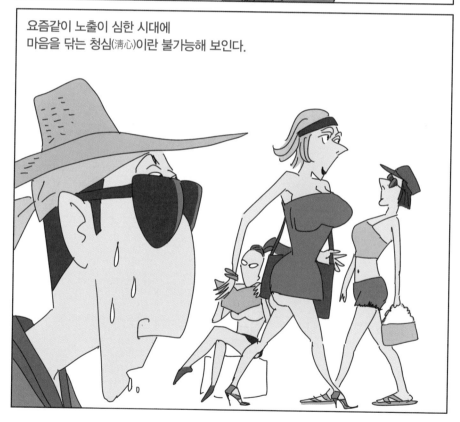

침 치료 · 유정일 때

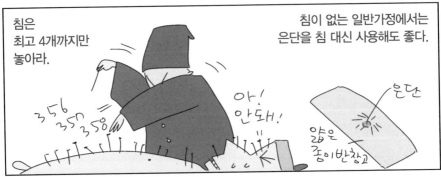

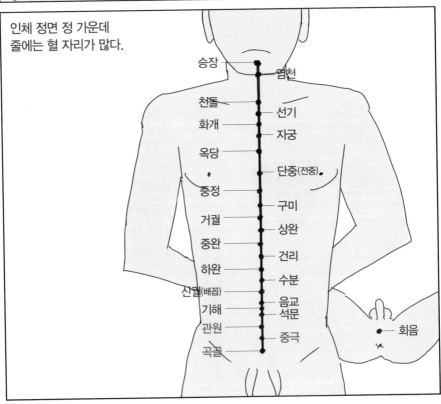

정이 새어 나갈 때는
중극혈이나 관원혈에 침을 놓는다.

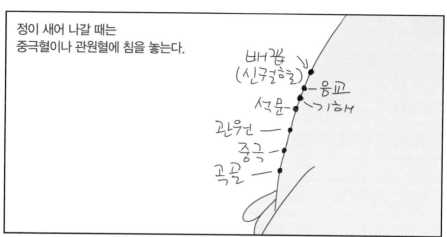

정액이 이유 없이
나오는 것(유정)은
몸이 너무 좋지
않다는 신호다.

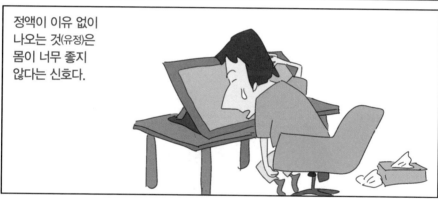

오줌이 급하면 호스 끝을
꽉 잡아야 하듯이 정액이
많이 새는 사람은
곡골혈에 침을 놓거나
뜸을 놓는다.
곡골혈은 성기로
연결되기 직전
뼈가 만져지는 곳이다.

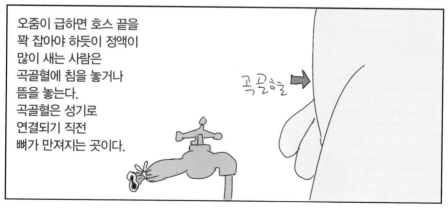

새는 정액을 막아라

평소 정액이 새는 사람은
아랫배가 당기고
귀두(龜頭)가 차고,
어지럽고 머리카락이
빠지며 삭지 않은
대변(산똥)이 나오거나
대변에 피나 정액이
섞여 나온다.

증상이
나이셔?

←66세

영감은
빼고

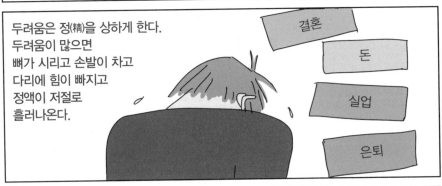

두려움은 정(精)을 상하게 한다.
두려움이 많으면
뼈가 시리고 손발이 차고
다리에 힘이 빠지고
정액이 저절로
흘러나온다.

결혼

돈

실업

은퇴

정액이 많이 부족하면
귀가 먹는다.

응? 뭐라?
다시 얘기해봐!

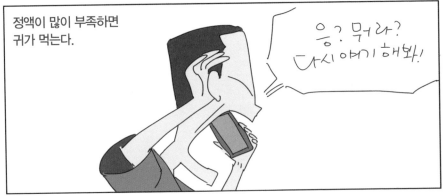

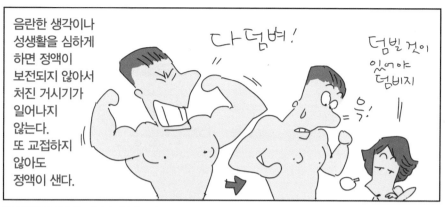

음란한 생각이나 성생활을 심하게 하면 정액이 보전되지 않아서 처진 거시기가 일어나지 않는다. 또 교접하지 않아도 정액이 샌다.

다 덤벼!

덤빌 것이 있어야 덤비지

으!

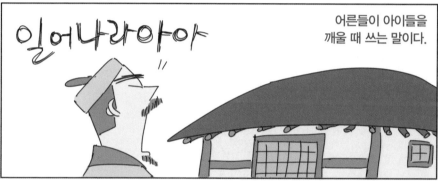

일어나라아아

어른들이 아이들을 깨울 때 쓰는 말이다.

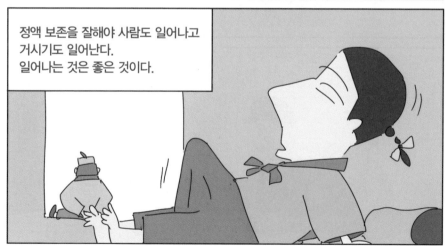

정액 보존을 잘해야 사람도 일어나고 거시기도 일어난다.
일어나는 것은 좋은 것이다.

침 치료 · 정액이 새어 나갈 때

소변이 시원하게 나오지 않고
갈라져서 나오거나
소변을 질질 흘리거나
정액이 새는 사람은
신수혈에 침을 놓는다.

명문혈

신수혈

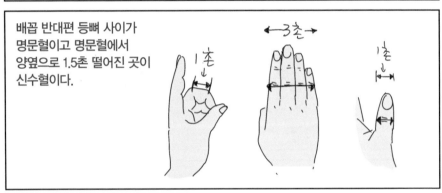

배꼽 반대편 등뼈 사이가
명문혈이고 명문혈에서
양옆으로 1.5촌 떨어진 곳이
신수혈이다.

1촌

←3촌→

1촌

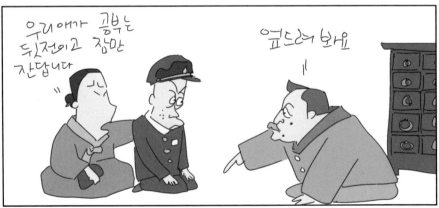

우리 애가 공부는
뒷전이고 잠만
잔답니다

엎드려 봐요

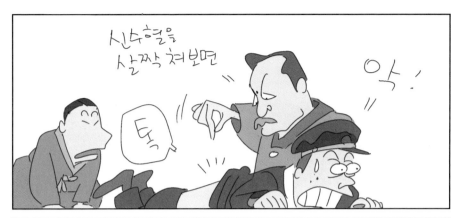

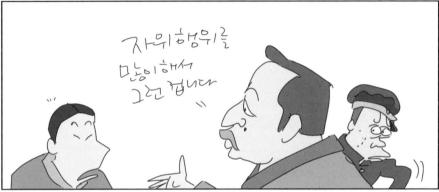

신수혈에 침을 놓으면
정액이 새어 나가지 않는다.

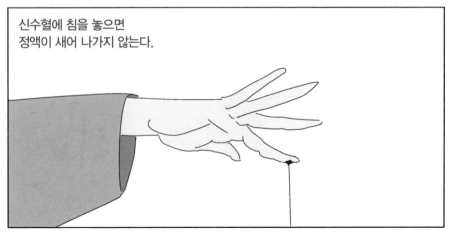

14 대포를 많이 쏘면 몸이 망가진다

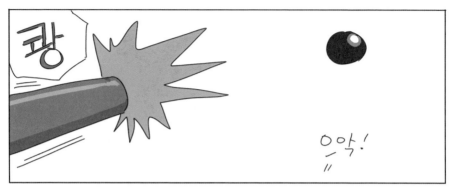

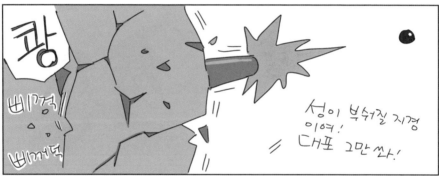

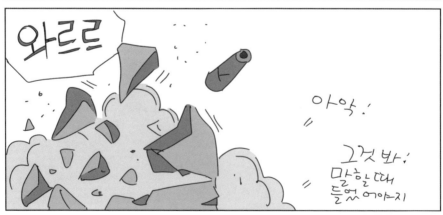

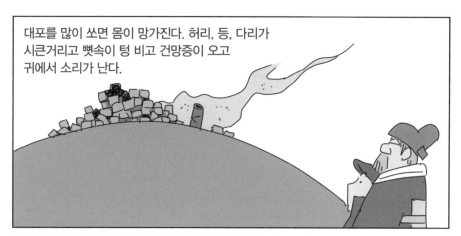

대포를 많이 쏘면 몸이 망가진다. 허리, 등, 다리가
시큰거리고 뼛속이 텅 비고 건망증이 오고
귀에서 소리가 난다.

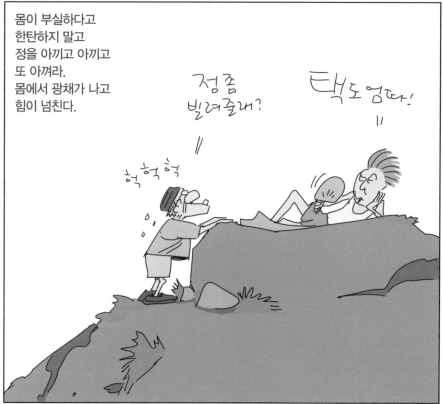

몸이 부실하다고
한탄하지 말고
정을 아끼고 아끼고
또 아껴라.
몸에서 광채가 나고
힘이 넘친다.

15 침 치료 · 정력이 약할 때

태충혈에 침을 놓는다.
은단침을 써도 좋다.

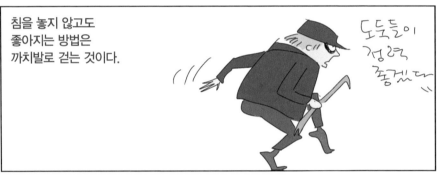

침을 놓지 않고도
좋아지는 방법은
까치발로 걷는 것이다.

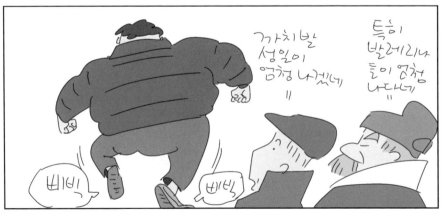

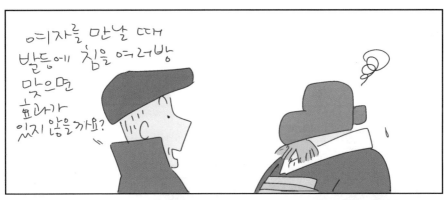

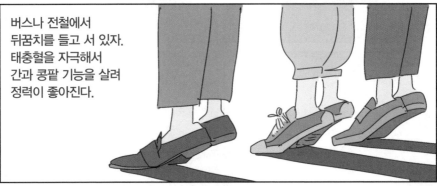

버스나 전철에서
뒤꿈치를 들고 서 있자.
태충혈을 자극해서
간과 콩팥 기능을 살려
정력이 좋아진다.

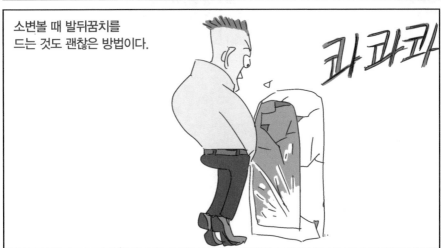

소변볼 때 발뒤꿈치를
드는 것도 괜찮은 방법이다.

16 마지막 신호탄

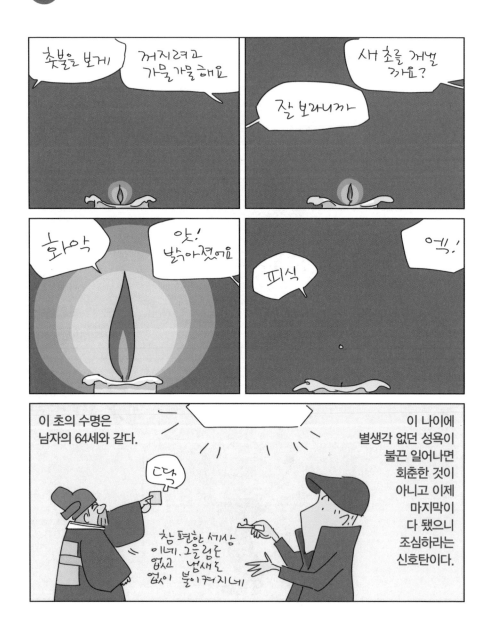

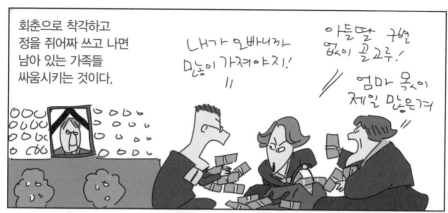

회춘으로 착각하고
정을 쥐어짜 쓰고 나면
남아 있는 가족들
싸움시키는 것이다.

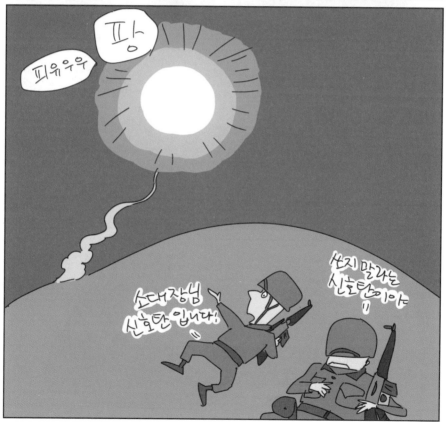

호두의 2가지 효과

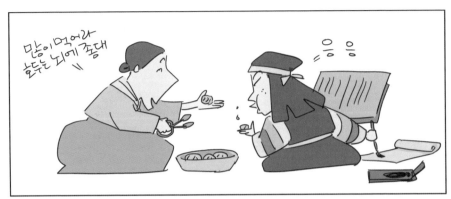

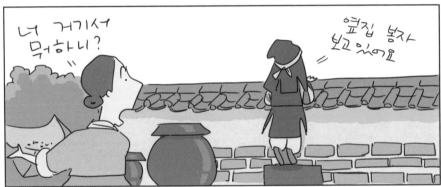

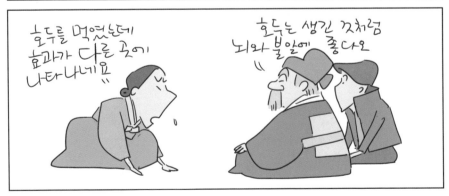

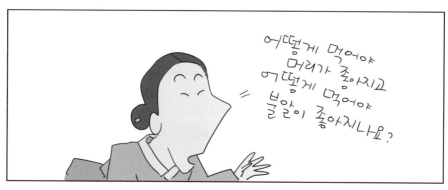

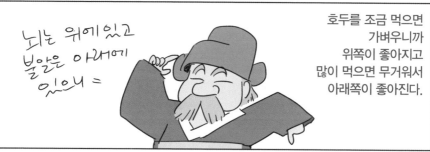

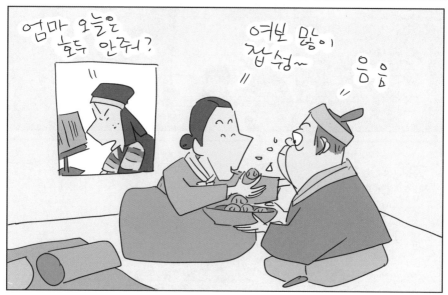

18 죽염이 정력에 좋은 이유

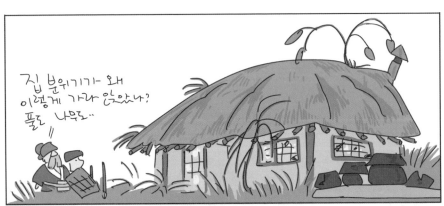

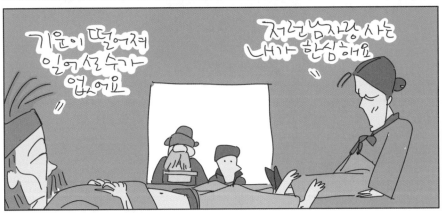

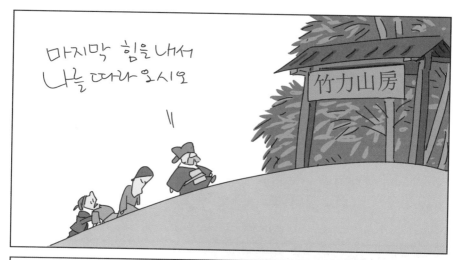

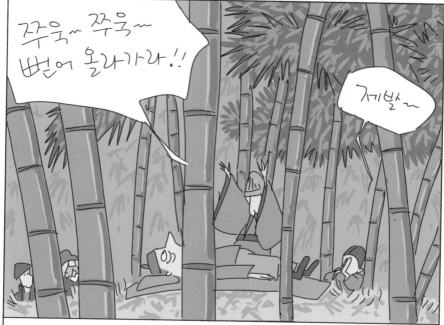

대나무는 솟아오르는 힘이 굉장히 강하다.
그래서 죽염을 꾸준히 복용하면 정력에 좋다.

19 회춘하는 명약, 하수오

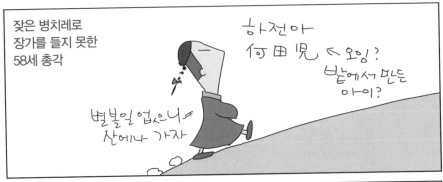

잦은 병치레로
장가를 들지 못한
58세 총각

하전아
何田児 ← 오잉?
밭에서 만든
아이?

별불일 업스니
산에나 가자

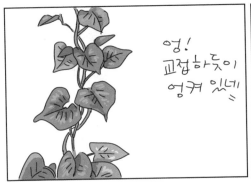

엉!
교접하듯이
엉켜 있네

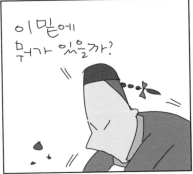

이 밑에
무가 있을까?

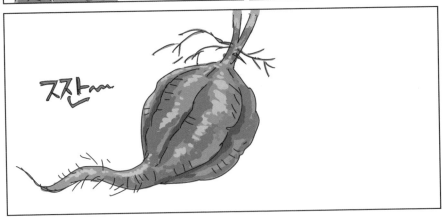

즈잔~~~

노총각은 이 뿌리를 꾸준히 먹고 회춘하여
60세에 결혼해서 아이를 낳았다.

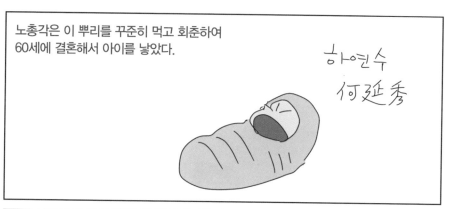

하연수
何延秀

어려서부터 이 뿌리를 먹은 아들은
130세까지 머리가 검었다고 한다.

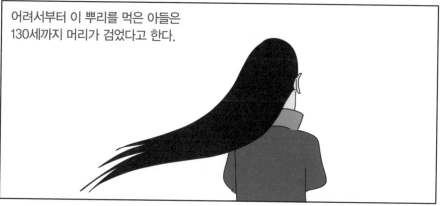

그 뒤 이 뿌리를 '하(何) 씨 머리(首)는
까마귀(烏)처럼 검다' 하여
하수오(何首烏)라 불렀다.

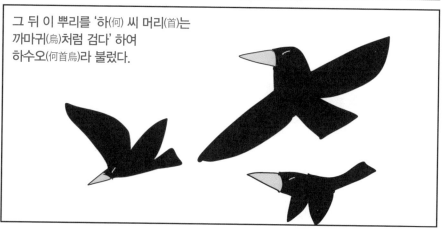

20 머리를 검게 하려면

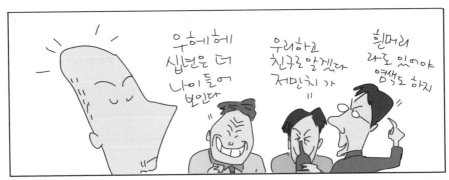

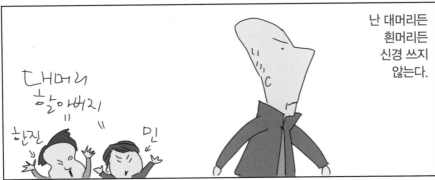

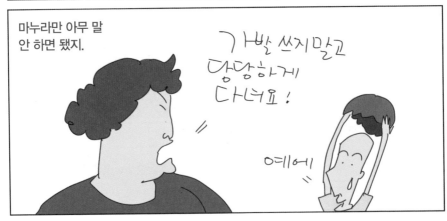

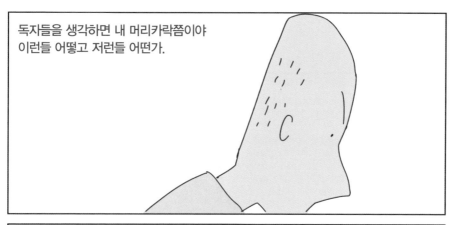

독자들을 생각하면 내 머리카락쯤이야
이런들 어떻고 저런들 어떤가.

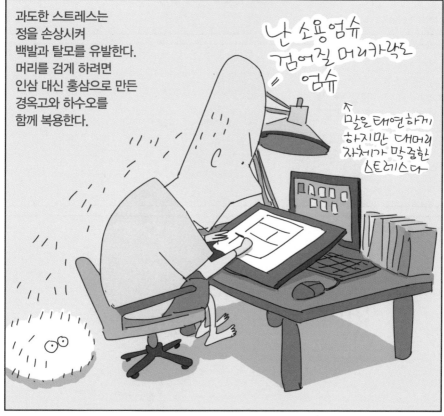

과도한 스트레스는
정을 손상시켜
백발과 탈모를 유발한다.
머리를 검게 하려면
인삼 대신 홍삼으로 만든
경옥고와 하수오를
함께 복용한다.

난 소용엄슈
검어질 머러카락도
엄슈

말은 태연하지
하지만 대머리
자체가 막중한
스트레스다

21 장어의 위력

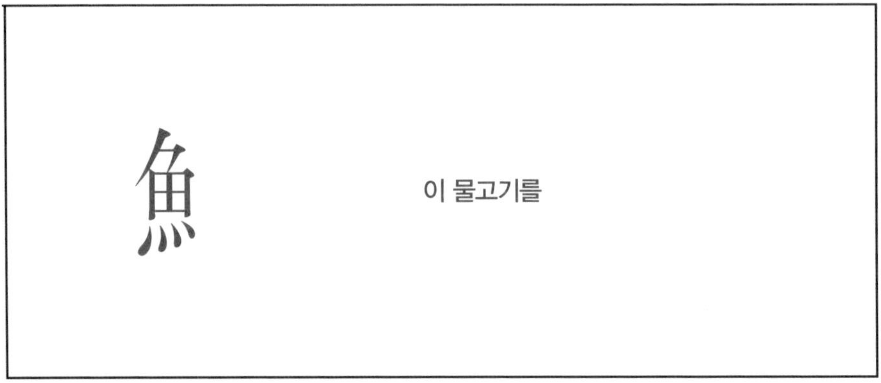
魚
이 물고기를

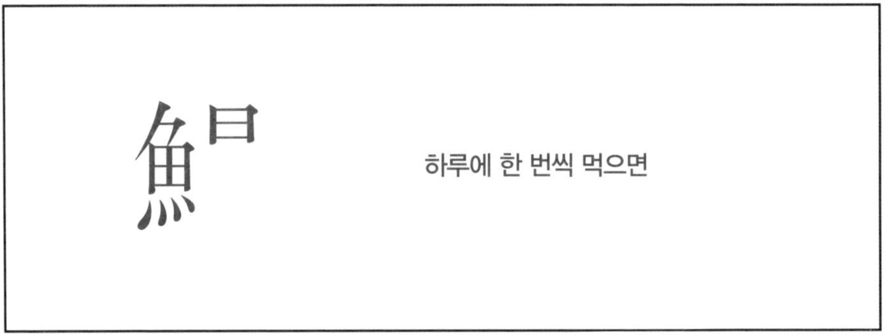
하루에 한 번씩 먹으면

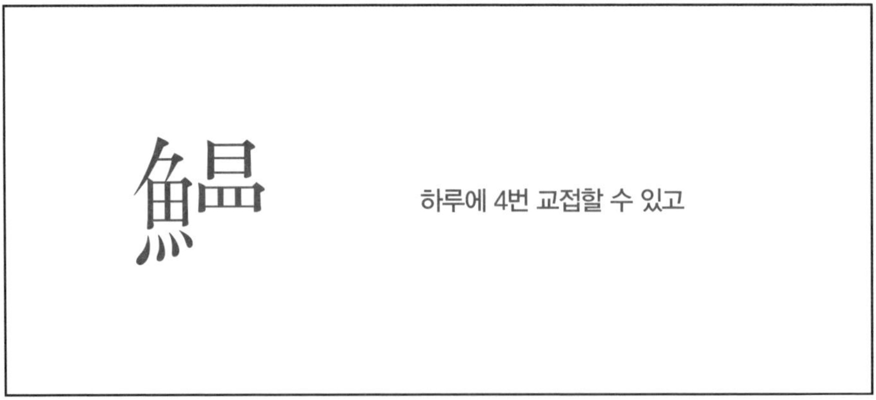
하루에 4번 교접할 수 있고

鰻

장어 만

또 할 수 있다.

장어의 효과는 굉장하다.

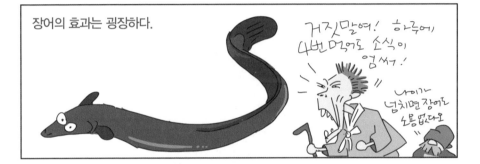

거짓말여! 하루어 4번 먹어도 소식이 엄써!

나이가 넘치면 장어도 소용없다오

장어보다 어마어마한 녀석이 있다.

하룻밤에 7번 일어선다!

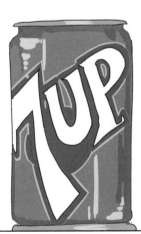

카사노바가 즐겨 먹던 굴

기력이 좋은 청년의 독에
물이 채워지면 넘친다.
이것이 몽정이다.
지극히 정상이다.
치료할 필요가 없다.

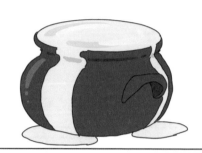

허약한 사람이 몽정이
잦으면 금 간 독에서
물이 새는 것과 같다.
독에 물이 항상 부족하다.
이런 상태는 오래가기
전에 치료해야 한다.

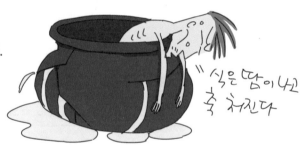

식은 땀이 나고
축 처진다

이때 쓰는 약이 황백(黃柏)과 지모(知母)다.

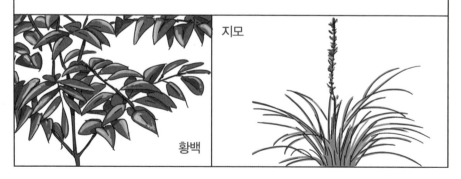

지모

황백

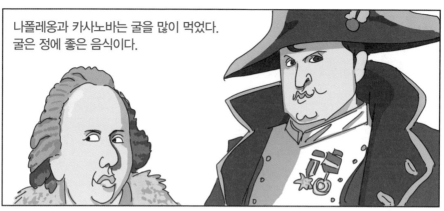

나폴레옹과 카사노바는 굴을 많이 먹었다.
굴은 정에 좋은 음식이다.

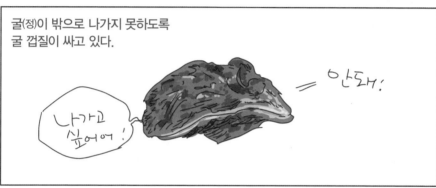

굴(정)이 밖으로 나가지 못하도록
굴 껍질이 싸고 있다.

나가고
싶어어!

안돼!

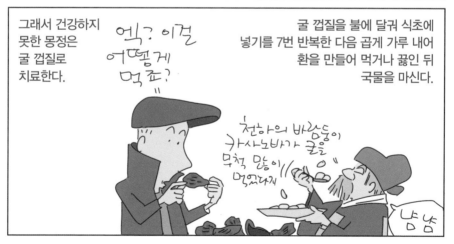

그래서 건강하지
못한 몽정은
굴 껍질로
치료한다.

엌? 이걸
어떻게
먹죠?

굴 껍질을 불에 달궈 식초에
넣기를 7번 반복한 다음 곱게 가루 내어
환을 만들어 먹거나 끓인 뒤
국물을 마신다.

천하의 바람둥이
카사노바가 굴을
무척 많이
먹었다지

냠냠

23 여자의 정에 좋은 조개

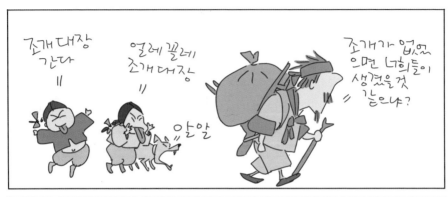

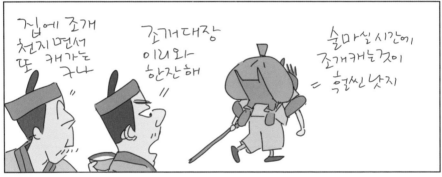

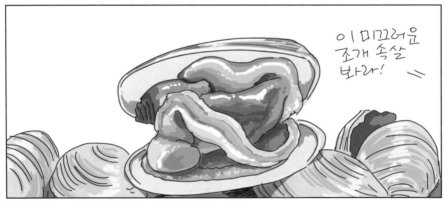

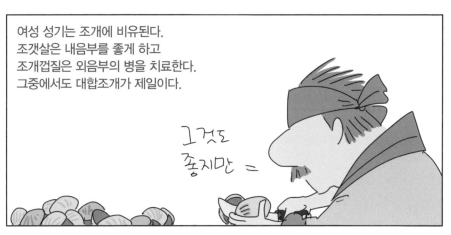

여성 성기는 조개에 비유된다.
조갯살은 내음부를 좋게 하고
조개껍질은 외음부의 병을 치료한다.
그중에서도 대합조개가 제일이다.

그것도
좋지만 =

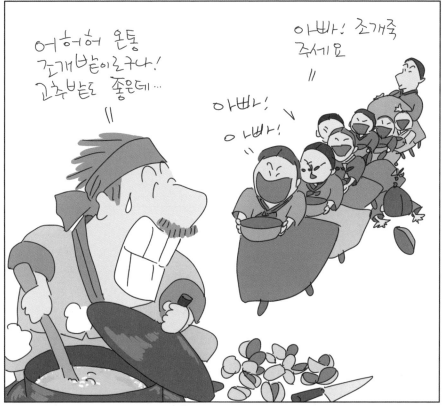

아빠! 조개국
주세요

어허허 온통
조개밭이로구나!
고추밭도 좋은데…

아빠!
아빠!

침 치료 · 삼음교 마사지

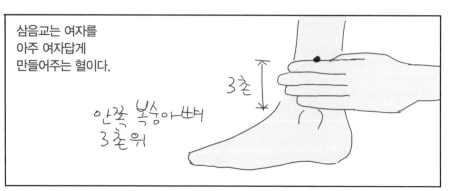

삼음교는 여자를
아주 여자답게
만들어주는 혈이다.

3촌

안쪽 복숭아뼈
3촌위

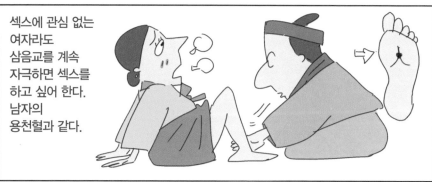

섹스에 관심 없는
여자라도
삼음교를 계속
자극하면 섹스를
하고 싶어 한다.
남자의
용천혈과 같다.

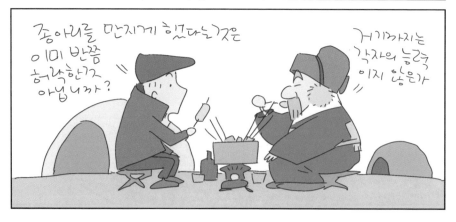

종아리를 만지게 했다는것은
이미 반쯤
허락한거
아닙니까?

거기까지는
각자의 능력
이지 않은가

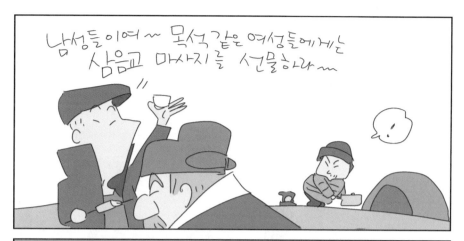

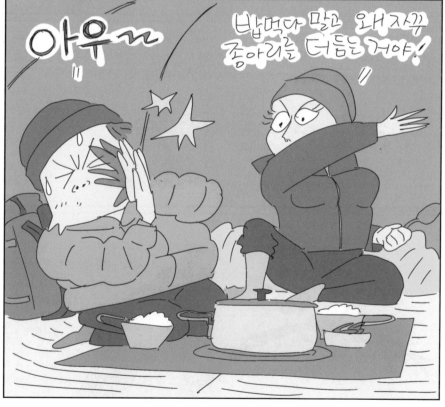

25 씨앗 먹는 법

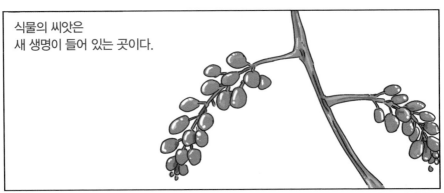

식물의 씨앗은
새 생명이 들어 있는 곳이다.

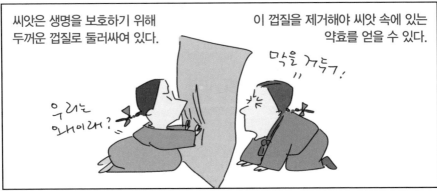

씨앗은 생명을 보호하기 위해
두꺼운 껍질로 둘러싸여 있다.

이 껍질을 제거해야 씨앗 속에 있는
약효를 얻을 수 있다.

먹을 거득기!

우리는
왜이래?

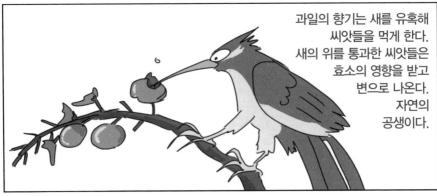

과일의 향기는 새를 유혹해
씨앗들을 먹게 한다.
새의 위를 통과한 씨앗들은
효소의 영향을 받고
변으로 나온다.
자연의
공생이다.

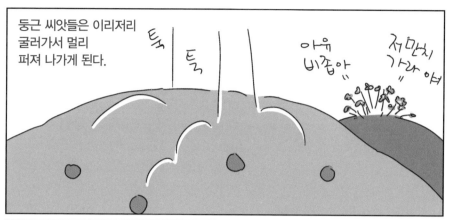

둥근 씨앗들은 이리저리 굴러가서 멀리 퍼져 나가게 된다.

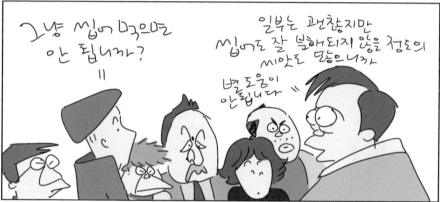

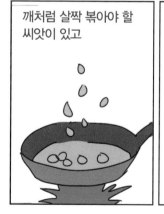

깨처럼 살짝 볶아야 할 씨앗이 있고

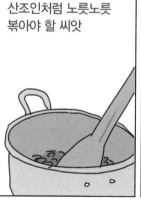

산조인처럼 노릇노릇 볶아야 할 씨앗

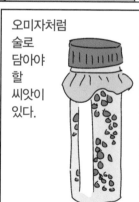

오미자처럼 술로 담아야 할 씨앗이 있다.

26 정이 좋아지는 단방

| 지황 |

지황을 9번 쪘다 말리기를 반복하면 숙지황이 된다. 인삼은 기(氣)를 보해주는 대표약이고 숙지황은 혈(血)을 보해주는 대표약이다. 수염과 머리털을 검어지게 하며, 골수를 보충하고, 살찌우고 힘줄과 뼈를 튼튼하게 한다. 기력을 더해 주고 귀와 눈을 밝게 한다. 한마디로 노화를 방지하는 최고의 약이다.

주의 사항
소화기가 약한 사람은 설사를 할 수 있다. 그럴 경우 복용을 중단해야 한다.

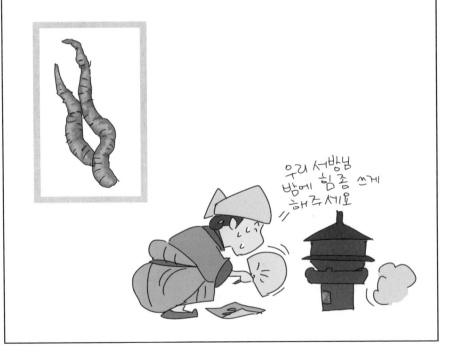

| 토사자 |

콩밭에서 기생하는 식물이 토사자다. 처음에는 뿌리에서 싹이 나오지만 기생이 되고 나면 뿌리를 없앤다. 다음에는 잎사귀도 없앤다. 뿌리 없이 살만큼 생명력이 강하다.

토사자는 신장을 보하고 몸을 따뜻하게 한다. 또한 입맛이 쓰고 입이 마르며 갈증이 나는 것(당뇨)을 다스리고, 골수를 보충하며 허리 통증과 무릎이 찬 것을 치료한다. 한해살이풀이라서 씨앗을 많이 만들기 때문에 먹으면 정이 보해진다.

주의 사항

껍질이 매우 단단하므로 잘 찧어 갈아야 씨앗의 영양분이 제대로 우러나온다.

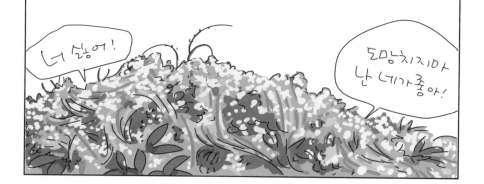

| 음양곽 |

정을 좋게 해주는 베스트 약 3종(음양곽, 인삼, 토사자) 중 으뜸이다. 남자의 양기가 끊어져서 음경이 일어나지 않는 것과 여자의 음기가 끊어져 아이를 낳지 못하는 것, 늙은이가 정신이 없고 기력이 없는 것은 물론 중년 건망증을 다스린다. 술과 배합하여 쓰는 것이 효과가 좋다.

주의 사항
가짜가 많다. 3개의 가지와 9개의 잎사귀(삼지구엽초)를 확인하라.

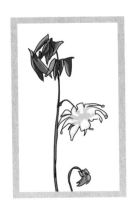

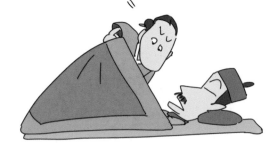

| 육종용 |

육종용은 봄가을에 캔다. 봄에 캔 것이 효과가 더 좋고, 가을에 캔 것은 소금에 절인다. 생김새는 양물(陽物)과 같고 냄새 또한 정액과 같다. 음위(성욕은 있으나 음경이 제대로 발기 되지 않는 병증) 증상에 아주 효과적이며, 잦은 섹스로 얼굴이 까매진 것을 치료한다. 우리나라에서는 자라지 않는다.

복용법
육종용 4냥을 문드러질 정도로 달여 곱게 간 후 양고기와 함께 갖은 양념을 해 먹는다.

주의 사항
많이 먹으면 변이 묽어진다.

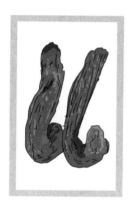

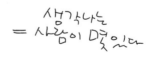

아! 얼굴까만 것이
정력이 세서 그런 게
아니고 섹스를 많이
해서?

생각나는
= 사람이 멎있다

| 오미자 |

오미자의 껍질과 살은 달고 시며, 씨는 맵고 쓰고 짜다. 다섯 가지 맛이 고루 나서 오미(五味)자라 한다. 신맛은 거두어들이는 성질이 있어 몸 밖으로 나가려고 하는 것을 나가지 못하게 잡아 준다. 예를 들어 기침을 멎게 하고, 기운을 회복시키며 식은땀을 그치게 하고, 설사를 멎게 한다. 또한 간 기능을 향상시키며 유정과 몽설에도 효과가 좋아 정액을 지킨다. 고아서 고약처럼 만들어 꾸준히 복용하면 밤이 즐겁다.

복용법
오미자를 씻어 하루 동안 물에 담갔다 주물러 씨를 버린다. 삼베 주머니에 걸러 냄비에 넣고 꿀을 함께 넣어 은근한 불에 졸인다.

주의 사항
감기로 인한 기침에는 별로 효과가 없다. 많이 먹으면 속에서 신물이 올라온다.

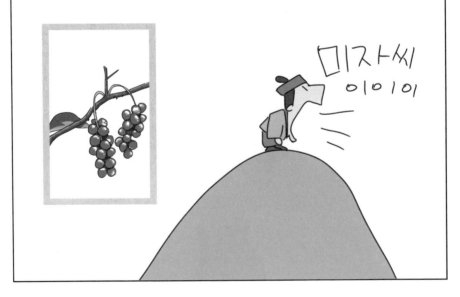

| 하수오 |

몸이 허약하고 피로하며, 여윈 것을 보해주고 산후에 생긴 여러 가지 병과 적대하, 백대하를 치료한다. 힘줄과 뼈를 튼튼하게 하며, 정수를 보충하고, 머리털을 검어지게 하며, 얼굴색을 좋아지게 하고, 늙지 않게 하며, 오래 살게 한다. 밤에 남녀를 합치게 한다고 하여 야합(夜合)이라 불리기도 한다. 하수오는 붉은색의 수컷(적하수오)과 흰색의 암컷(백하수오) 두 종류로 나뉘는데, 이 둘을 함께 복용해야 효과가 있다.

주의 사항
변비약으로 써도 될 만큼 변을 묽게 만든다.

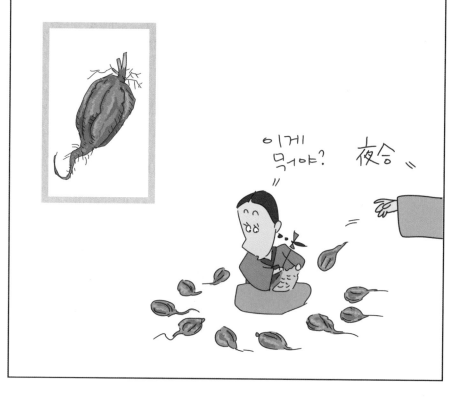

| 백복령 |

옛 어른들은 송진이 땅에 들어가 천 년이 지나면 생기는 것을 복령이라고 했다. 실제 백복령은 복령균에 감염된 소나무 뿌리에서 발견되는 버섯의 일종인데 소변이 나오지 않는 것과 건망증에 특효가 있다. 또한 마음을 안정시키는 데도 도움이 되는데 이럴 때는 뿌리를 감싸고 있는 복령(이것은 신(神) 자를 써서 복신이라 부름)이 더 효과적이다.

복용법
곱게 갈아 15g씩 하루 3번 먹는다.

주의 사항
소나무 뿌리에 기생하기 때문에 소나무 기운이 강하다. 이 기운은 솔잎처럼 마르게 하므로 뚱뚱하거나 잘 붓는 사람에게는 적당하지만 마른 사람은 절대 쓰지 말아야 한다.

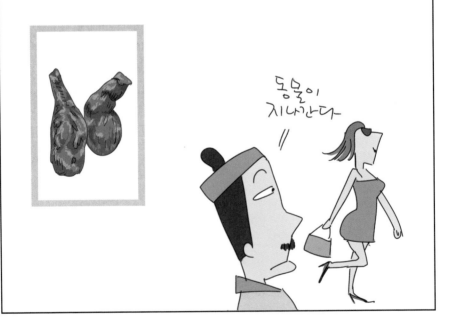

동물이
지나간다

| 주사 |

부적을 쓸 때 사용하는 빨간색 물감이 주사다. 어떤 서양인의 책에는 '중국 사람들은 아플 때 종이를 태워 먹더니 병이 낫더라'라고 쓰여 있는데 당시 태운 종이는 부적이었고 부적의 빨간 글씨는 수은 성분이 많은 주사였다. 화병이나 정신병에 주사를 쓴다. 수은은 무겁다. 무거우면 가라앉는다. 그래서 마음을 가라앉히지만 많이 먹으면 중독된다.

주의 사항
주사는 수은과 황의 화합물이다. 잘못 쓸 경우 수은중독이 일어날 수 있다.

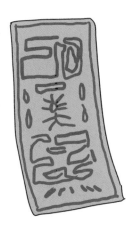

| 구기자 |

구기자나무는 예부터 땅에서 사는 신선이라 하여 '지선(地仙)' 혹은 '신선들의 지팡이(仙人杖)'라고 했다.

신선들은 구름을 타고 다닐 정도로 몸이 가볍다. 오래 복용하면 몸이 가벼워지고 기운이 난다. 또한 정과 기를 더해주고, 얼굴색을 젊게 하며, 흰머리를 검게 하고, 눈을 밝게 하며 정신을 안정시키고 오래 살 수 있게 한다. 최근에는 부작용이 없는 다이어트 한약재로도 많이 쓰인다. 신혼에 조금 허(虛)하다 싶을 때 쌍화탕에 구기자 4~8g(1첩 분량임)만 넣고 달여 먹어도 효과를 본다.

주의 사항
변이 약간 물러질 수 있다.

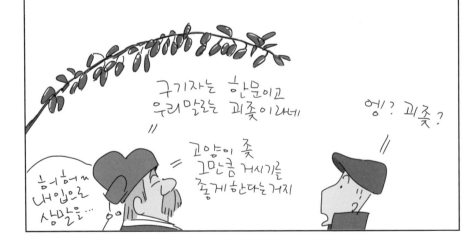

| 산수유 |

봄이 왔음을 가장 먼저 알려주는 나무는 산수유나무다. 우리 몸에 봄을 되찾아 주는(回春) 최고의 약 역시 산수유다. 음을 왕성하게 하고 정을 더해주어 신(腎)의 기운을 도와주고, 양도(陽道)를 성하게 하여 음경을 딴딴하게 한다. 또한 정과 골수를 더해주어 허리와 무릎을 뜨겁게 하고, 신을 도와주며, 소변이 잦은 것과 노인이 때 없이 소변을 보는 것을 다스린다. 또한 두풍과 코가 막히는 것, 귀가 먹은 것을 치료한다.

주의 사항

살은 원기를 성하게 하고 정을 군건하게 하나 씨는 정을 미끄러져 나가게 한다. 그러므로 씨는 제거해서 먹어야 한다. 산수유 열매 600g에서 씨를 제거하고 나면 150g 정도 남는다.

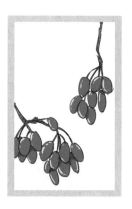

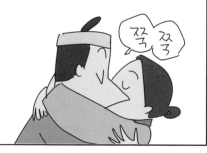

| 금앵자 |

한때 언론에서 '천연 비타민의 보고'라며 각광 받았던 금앵자는 그 맛이 유독 시고 떫다. 시고 떫은 맛을 상상하면 알 수 있듯이 나가는 것을 잡아 주는 힘이 세다. 잦은 설사와 소변을 멎게 하고 정(精)과 기(氣)가 나가지 못하도록 거두어 준다. 유정과 몽설에도 효과적이다.

주의 사항

서리를 맞고 나야 빨갛게 익는데 이때는 약효가 떨어진다. 익지 않은 열매는 따 먹지 말라고 신맛을 띠지만, 다 익은 열매는 '날 잡아 잡수' 하며 단맛을 낸다. 이것이 자연의 섭리다.

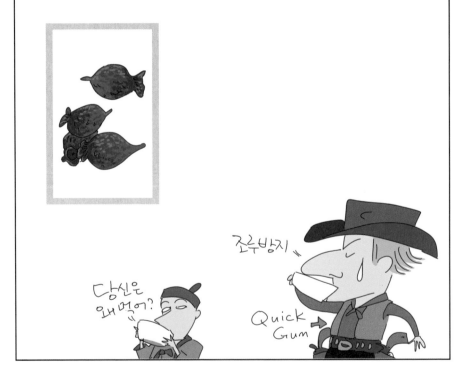

| 누에 |

누에는 하늘이 내린 벌레로 천충(天蟲)이라 한다. 누에가 2번 이상 자고 고치를 틀어 번데기가 되었다가 8~9일 정도 지나면 원잠아가 된다. 원잠아는 누에고치에서 나오자마자 교합한다. 교합한 후에는 약효가 없으므로 나오자마자 포획하여 날개와 다리를 떼어 내고 살짝 볶아서 쓴다. 남자의 성욕을 성하게 하고, 정이 새는 것과 혈뇨를 멎게 하며, 신을 더워지게 하고, 정과 기력을 더해 주며, 음도를 세게 하여 성생활을 하여도 피로하지 않게 한다.

복용법
구워서 가루 내어 먹는다.

주의 사항
나오자마자 교합하는 힘을 빌어 쓰기 때문에 정상적인 보음, 보양약이라고 할 수 없다. 《동의보감》에서는 누에와 관련된 것 중 원잠아만 소독(小毒)이 있다고 되어 있다. 오래 먹어서는 안 된다는 뜻일 것이다.

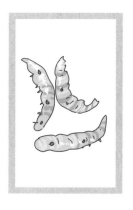

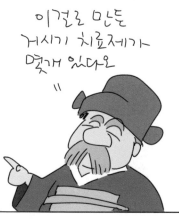

이걸로 만든
거시기 치료제가
몇개 있다오

| 복분자 |

산딸기는 절반쯤 익었을 때 따는 것이 가장 좋은데, 이때 따는 산딸기만이 신맛이 난다. 신맛을 생각하면 침이 꿀떡 삼켜진다. 거두는 성질이 있기 때문인데 이는 신(腎)의 정을 더해 주고 소변이 잦은 것을 멎게 한다. 유정, 몽정에도 특효가 있다. 5~6월 양지 바른 곳에서 햇빛 기운을 받고 자라기 때문에 눈도 밝아진다.

복용법
술에 담갔다가 찐 뒤 말려서 가루 내어 먹는다.

주의 사항
소변이 잘 나오지 않아서 힘이 들 때는 먹지 않는 것이 좋다.

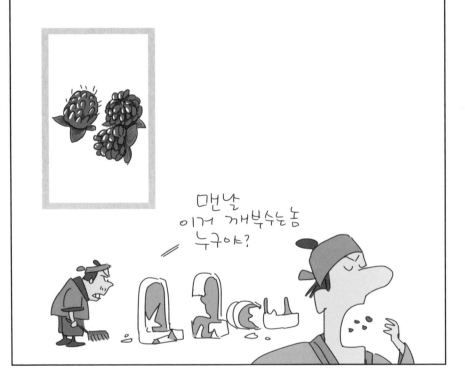

| 참깨 |

참깨는 《동의보감》에서 약으로 쓰는 곡식 중 가장 먼저 소개하고 있다. 8곡(기장, 피, 벼, 양미, 조, 검은 참깨, 콩, 보리) 중 가장 으뜸이 된다고 하여 거승(巨勝)으로 불리기도 한다. 복용하면 능히 다른 곡식을 먹지 않아도 배고프지 않게 된다. 몸의 기력을 더해 주고, 살찌우며, 골수와 뇌수를 충실하게 하고, 힘줄과 뼈를 단단하게 하며, 오장을 윤택하게 한다.

복용법
반나절 동안 술에 쪄서 햇볕에 말린 후 가루 내어 먹는다.

주의 사항
기름 성분이 많아 설사하는 사람이나 정액이 자기도 모르게 흐를 때는 쓰지 않는 것이 좋다.

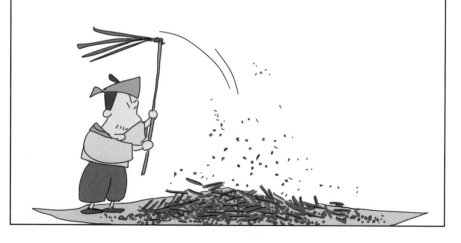

| 부추 |

초봄 눈밭을 뚫고 싹이 올라오는 만큼 양기가 무지 세다. 다리에 힘이 생긴다. 교접을 많이 해서 걸을 힘도 없는 사람에게 부추 한 가마니를 먹였더니 걸어서 기생집으로 갔다는 이야기가 있을 정도. 약으로 쓸 때는 오월 단오 전에 채취해서 쓰는 것이 좋다.

복용법
살짝 볶아서 가루 내어 먹는다.

주의 사항
몸에 열이 있을 때 부추를 먹으면 열이 더 나면서 눈이 충혈되고 발진이 생긴다.

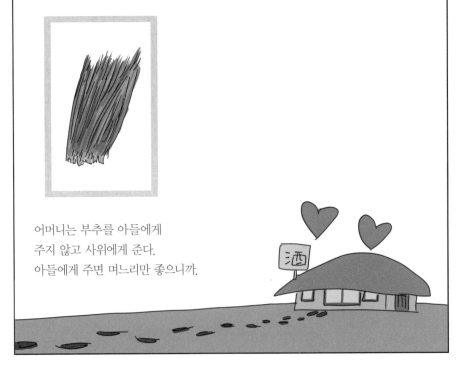

어머니는 부추를 아들에게
주지 않고 사위에게 준다.
아들에게 주면 며느리만 좋으니까.

| 녹용 |

사슴의 몸뚱이 중 제일 높은 곳에서 또 위로 자라는 것이 녹용이다. 음력 5월 갓 돋아서 굳어지지 않는 뿔을 최고로 치는데 올리는 기운이 강하다. 녹용을 먹으면 키가 크고 기운이 위로 뻗친다. 남자의 귀두도 위로 솟구친다. 몸에서 가장 많은 피를 필요로 하는 곳은 뇌(腦)다. 뿔 끝까지 피가 올라가는 녹용을 뇌 기능을 좋게 해 건망이나 치매 증상에도 효과가 있다.

주의 사항
몸에 열이 있을 때는 복용을 삼간다. 녹용을 먹을 때는 내리는 기운이 강한 김, 미역 등은 적게 먹는 것이 좋다.

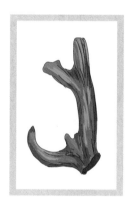

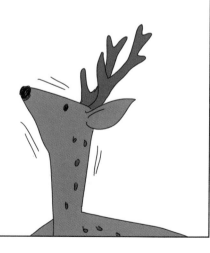

| 해구신 |

물개 수놈의 거시기다. 물개는 수놈 한 마리가 암놈 수십 마리를 거느린다. 힘이 엄청나다. 해구신의 효과는 아주 좋지만 포획금지동물이어서 구할 수가 없다. 시중에 유통되는 해구신의 99.9%는 가짜다.

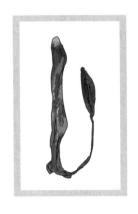

개 거시기를 속여서
팔기도 한다.
개 거시기 10개가
해구신 1개랑 맞먹는다.
개도 세다.

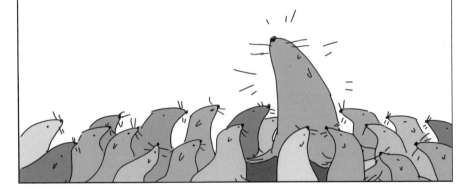

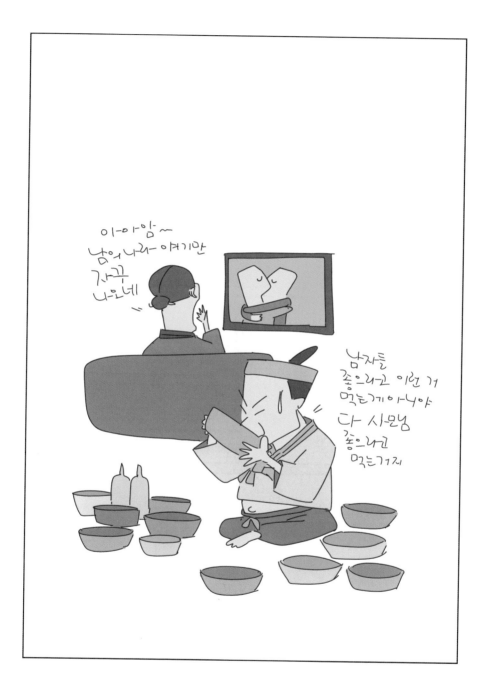

27 정력 보강 체조1 ・용천혈 자극하기

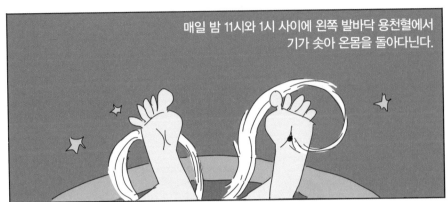

매일 밤 11시와 1시 사이에 왼쪽 발바닥 용천혈에서 기가 솟아 온몸을 돌아다닌다.

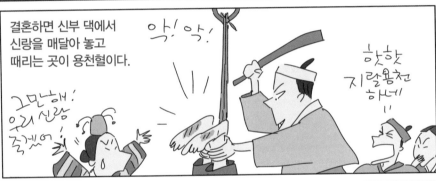

결혼하면 신부 댁에서 신랑을 매달아 놓고 때리는 곳이 용천혈이다.

악! 악!

그만해! 우리 신랑 죽겠어

핫핫 지랄용천 하네

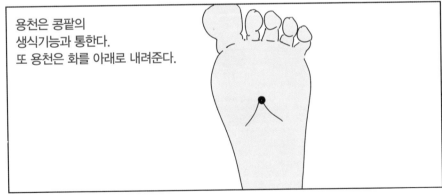

용천은 콩팥의 생식기능과 통한다. 또 용천은 화를 아래로 내려준다.

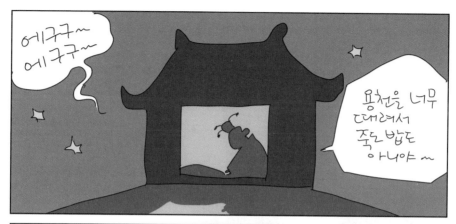

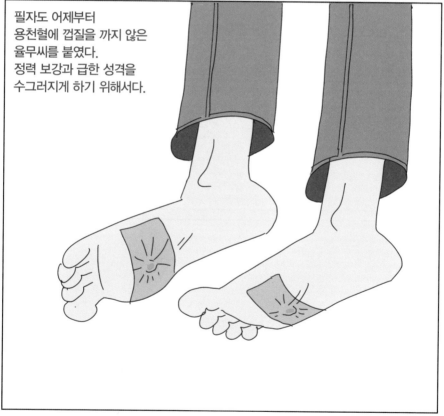

필자도 어제부터
용천혈에 껍질을 까지 않은
율무씨를 붙였다.
정력 보강과 급한 성격을
수그러지게 하기 위해서다.

28 고무신으로 돌아가자

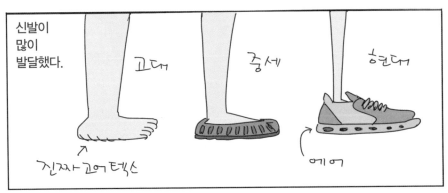

신발이
많이
발달했다.

고대

중세

현대

진짜고어텍스

에어

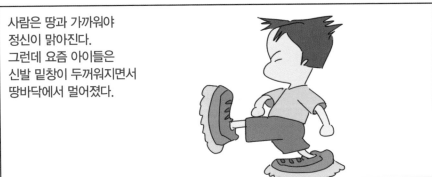

사람은 땅과 가까워야
정신이 맑아진다.
그런데 요즘 아이들은
신발 밑창이 두꺼워지면서
땅바닥에서 멀어졌다.

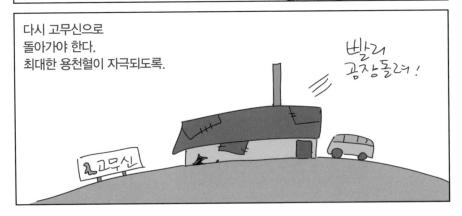

다시 고무신으로
돌아가야 한다.
최대한 용천혈이 자극되도록.

빨리
공장돌려!

고무신

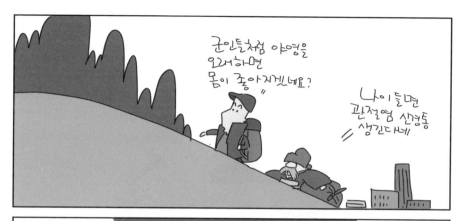

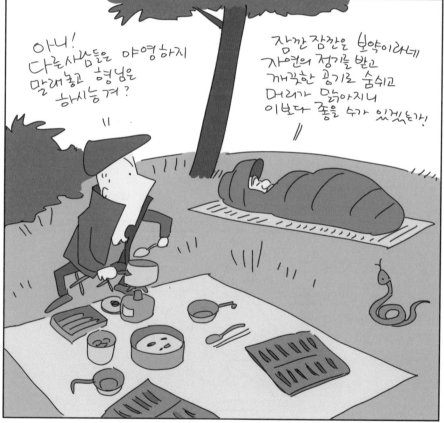

정력 보강 체조2 · 기마 자세

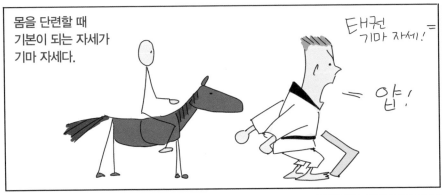

몸을 단련할 때 기본이 되는 자세가 기마 자세다.

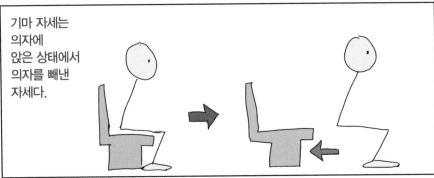

기마 자세는 의자에 앉은 상태에서 의자를 빼낸 자세다.

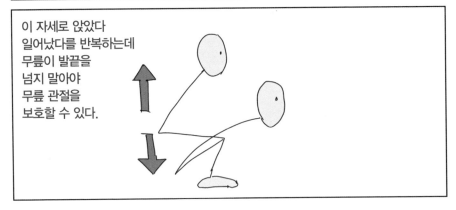

이 자세로 앉았다 일어났다를 반복하는데 무릎이 발끝을 넘지 말아야 무릎 관절을 보호할 수 있다.

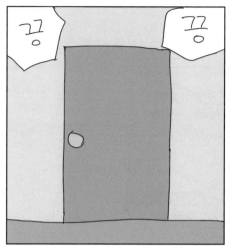

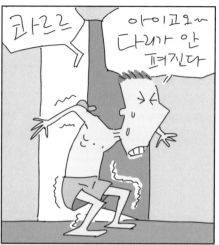

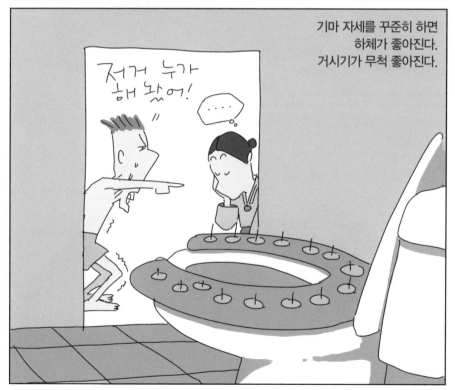

기마 자세를 꾸준히 하면
하체가 좋아진다.
거시기가 무척 좋아진다.

30 생활 속 정력 증강법

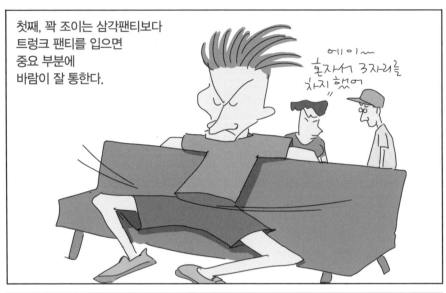

첫째, 꽉 조이는 삼각팬티보다
트렁크 팬티를 입으면
중요 부분에
바람이 잘 통한다.

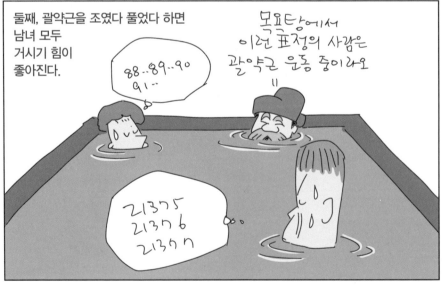

둘째, 괄약근을 조였다 풀었다 하면
남녀 모두
거시기 힘이
좋아진다.

셋째, 오줌을 중간에 멈추는
훈련을 하면
사정을 조절하는
효과를 본다.

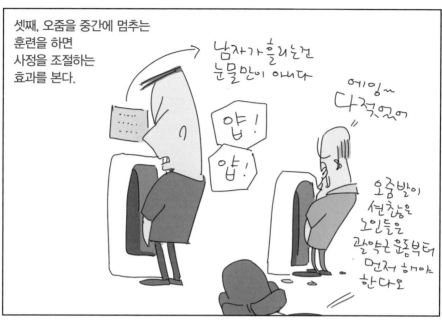

넷째, 엄지발가락 안쪽
대돈혈에 은단을 놓고
눌러 테이프로 붙인다.
30분 정도 붙여도
효과를 본다.

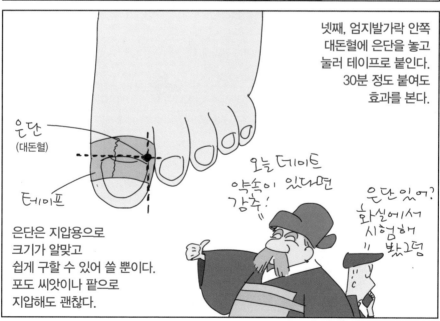

은단은 지압용으로
크기가 알맞고
쉽게 구할 수 있어 쓸 뿐이다.
포도 씨앗이나 팥으로
지압해도 괜찮다.

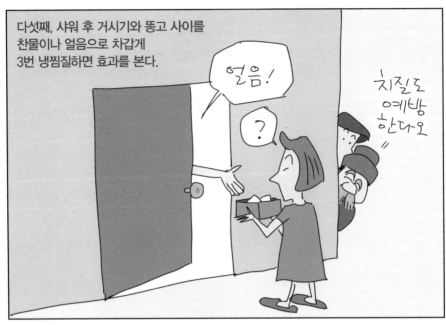

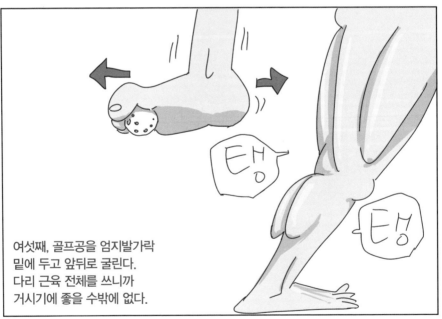

일곱째, 의자에 오래 앉아 생활한다면
소변볼 때 왼쪽 불알을 흔들어 주자.
복대정맥에서 불알로 들어가는
핏줄이 밑으로 쭉 뻗어 있는데
오래 앉아 있으면 당연히
순환이 안 된다.
오른쪽 불알보다
왼쪽 불알이
더 안 된다.

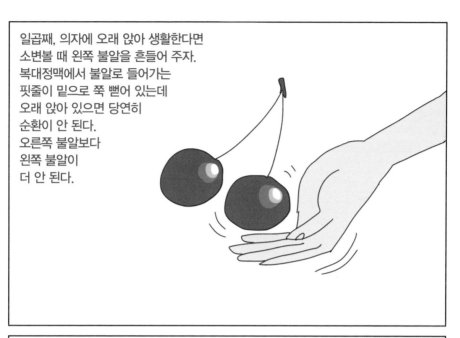

여덟째, 원두커피에 소금을
타 마시면 강해진다.

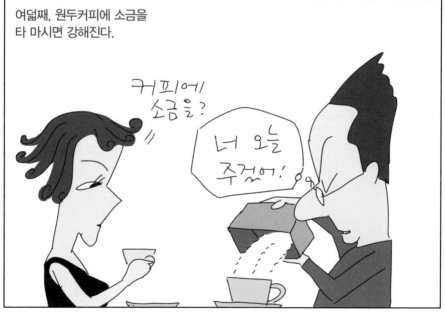

커피에
소금을?

너 오늘
주겄어!

31 침 치료 · 발기가 쉽게 되지 않을 때

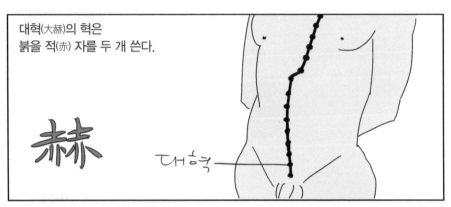

대혁(大赫)의 혁은
붉을 적(赤) 자를 두 개 쓴다.

대혁

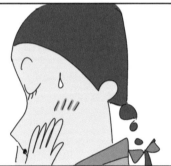

대혁혈을 자극하면
오그라든 고추가 점점
커지면서 빨갛게 된다.

젊을 때는 발기가 쉽지만
나이가 들면 시원찮다.
이럴 때 대혁혈에 침을 놓는다.

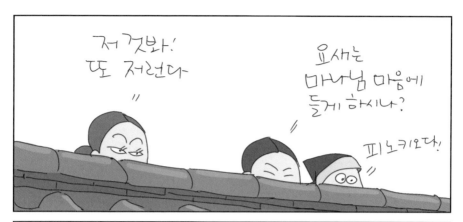

산책할 때 대혁혈을 때리면서 걷는 사람은
고추에 집중하고 있는 것이다.

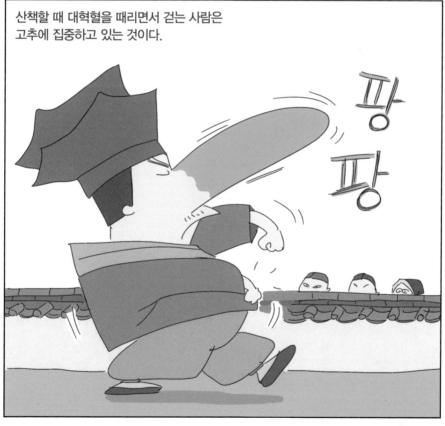

"한번 닫히고 한번 열리는 것을 변(變)이라 하고,
오고 감이 끝이 없음을 통(通)이라 한다."《주역》.
"열고 닫히는 것과 오고 가는 것은 코의 호흡에서 나타난다."(정이程頤)
"기가 왕성히 어리어 열고 닫히는 그 오묘함이 끝이 없는데
그 누가 맡아 다스리는 것이겠는가.
아무도 맡아 다스리지 않아도 자연히 공이 있는 것이다."(주희朱喜)

– 《동의보감》 중에서

11장

기(氣)

돈은 변통이 잘되어야 한다. 돈이 변통되지 않으면 망한다.

사람도 변통이 잘되어야 한다. 변통이 되지 않으면 죽는다.

사람에게 그런 변통은 기가 잘 도는 것이다.

자연이 그러하듯 기가 자연스럽게 잘 돌게 되면

어떤 병도 생길 수 없다.

기가 잘 돌지 못하게 하는 원인, 기가 막히는 원인은

외부의 나쁜 기운도 있지만 더 큰 적은 내부에 있다.

집착하는 내 마음이 기를 막는 가장 큰 적이다.

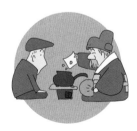

기
氣

운기 '기(气)' 자와
쌀 '미(米)' 자가
합쳐져 만들어진 글자가
기운 '기(氣)' 자다.

기를 움직일 수 있다면
신선이 될 수 있다.

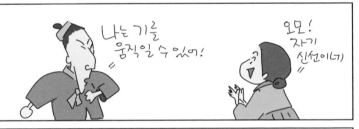

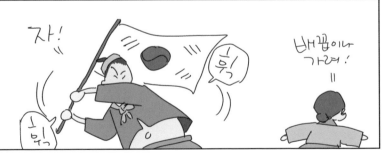

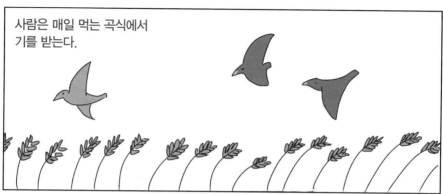

사람은 매일 먹는 곡식에서
기를 받는다.

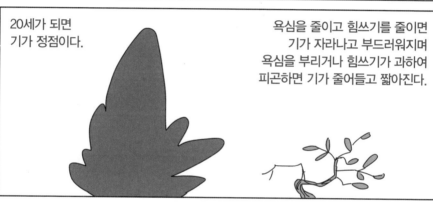

20세가 되면
기가 정점이다.

욕심을 줄이고 힘쓰기를 줄이면
기가 자라나고 부드러워지며
욕심을 부리거나 힘쓰기가 과하여
피곤하면 기가 줄어들고 짧아진다.

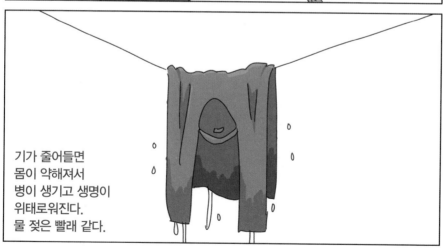

기가 줄어들면
몸이 약해져서
병이 생기고 생명이
위태로워진다.
물 젖은 빨래 같다.

02 양기는 햇볕의 기운

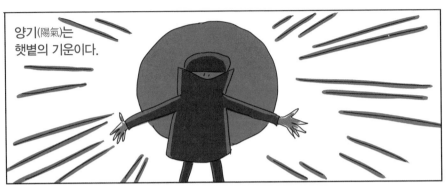

양기(陽氣)는
햇볕의 기운이다.

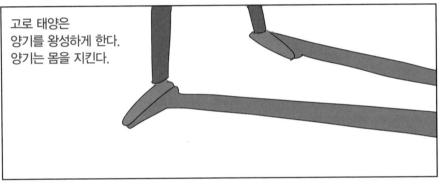

고로 태양은
양기를 왕성하게 한다.
양기는 몸을 지킨다.

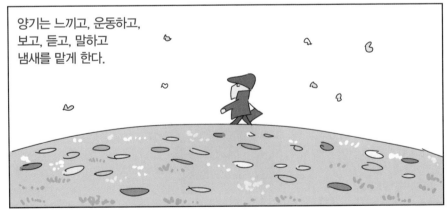

양기는 느끼고, 운동하고,
보고, 듣고, 말하고
냄새를 맡게 한다.

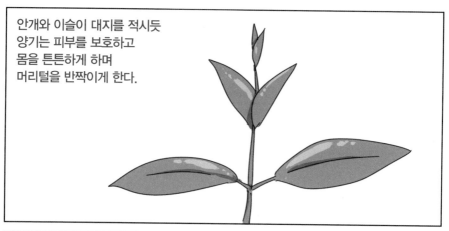

안개와 이슬이 대지를 적시듯
양기는 피부를 보호하고
몸을 튼튼하게 하며
머리털을 반짝이게 한다.

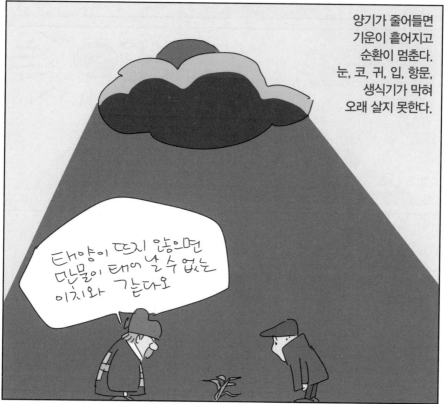

양기가 줄어들면
기운이 흩어지고
순환이 멈춘다.
눈, 코, 귀, 입, 항문,
생식기가 막혀
오래 살지 못한다.

태양이 뜨지 않으면
만물이 태어날 수 없는
이치와 같다오

03 우리 몸의 낮과 밤

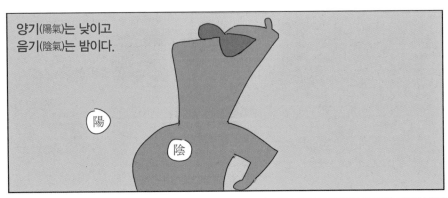

양기(陽氣)는 낮이고
음기(陰氣)는 밤이다.

陽

陰

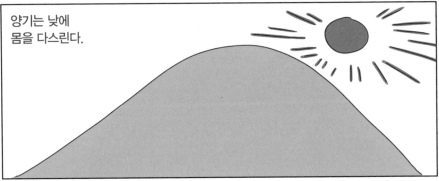

양기는 낮에
몸을 다스린다.

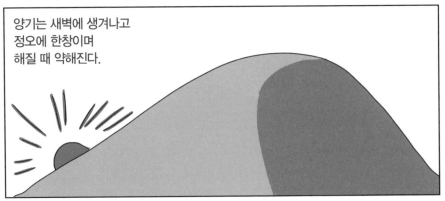

양기는 새벽에 생겨나고
정오에 한창이며
해질 때 약해진다.

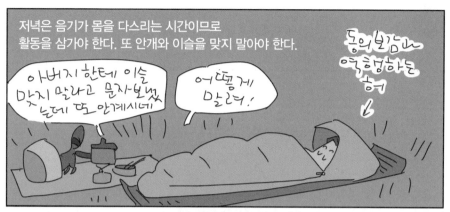

저녁은 음기가 몸을 다스리는 시간이므로
활동을 삼가야 한다. 또 안개와 이슬을 맞지 말아야 한다.

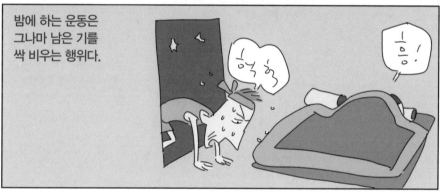

밤에 하는 운동은
그나마 남은 기를
싹 비우는 행위다.

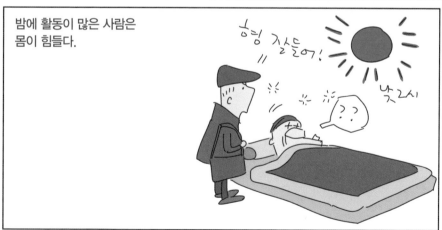

밤에 활동이 많은 사람은
몸이 힘들다.

04 기의 순환

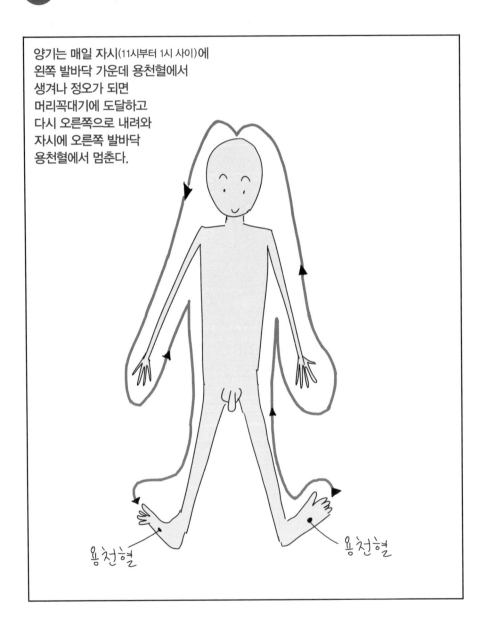

양기는 매일 자시(11시부터 1시 사이)에
왼쪽 발바닥 가운데 용천혈에서
생겨나 정오가 되면
머리꼭대기에 도달하고
다시 오른쪽으로 내려와
자시에 오른쪽 발바닥
용천혈에서 멈춘다.

용천혈

용천혈

위기(衛氣, 몸을 보호하는 기운)는 낮에 몸 밖을 25번,
밤에 몸 안을 25번, 하루에 50번을 돈다.
위기가 잘 돌아야 낮에는 나쁜 기운으로부터
몸을 보호할 수 있고
밤에는 편히 쉴 수 있다.

05 덩치가 크면 기가 강할까

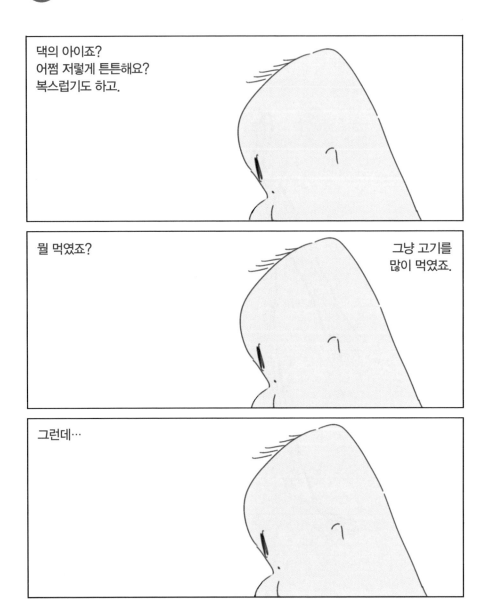

상대한테 쩔쩔매네요.

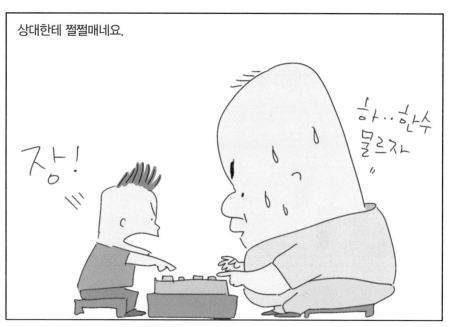

고기를 너무 많이 먹으면
살은 찌지만 기가 부족해진다.
헛방이다.

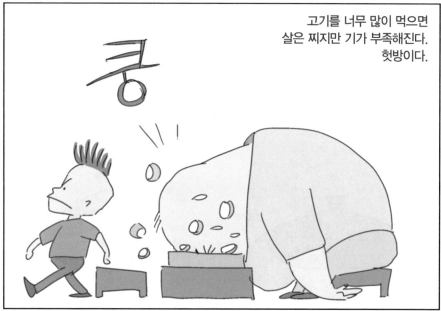

06 화병에는 단중혈을 누른다

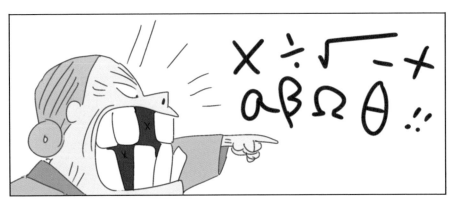

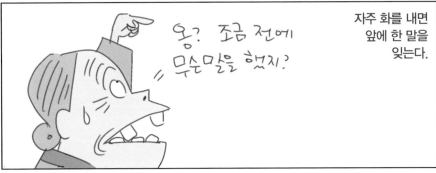

자주 화를 내면
앞에 한 말을
잊는다.

화를 내면 끓어 넘치는
솥과 같다.

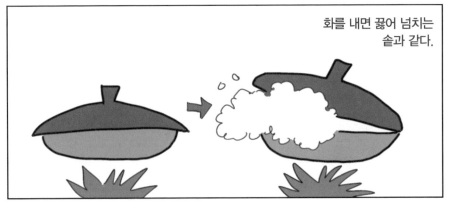

그러다 쓰러진다.

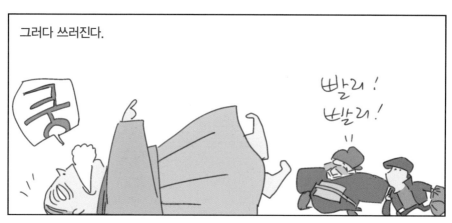

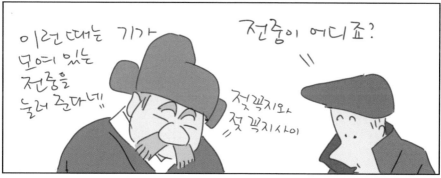

화병이나 울증이 있으면
전중혈(膻中穴 또는 단중혈)을
눌러 준다.

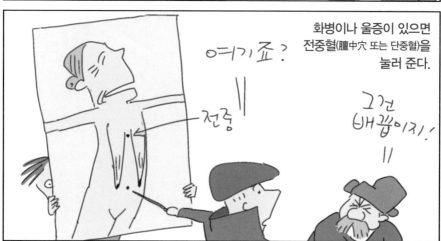

07 좋은 기운과 나쁜 기운

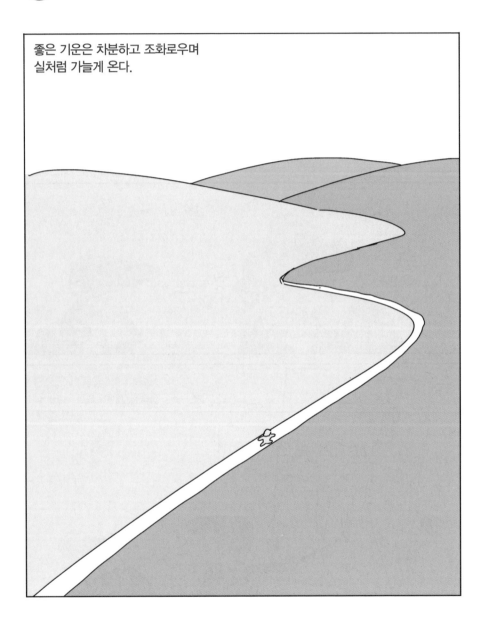

좋은 기운은 차분하고 조화로우며
실처럼 가늘게 온다.

나쁜 기운은 팽팽하고 강하고 빠르게
큰 강물처럼 밀려와 막을 수 없다.

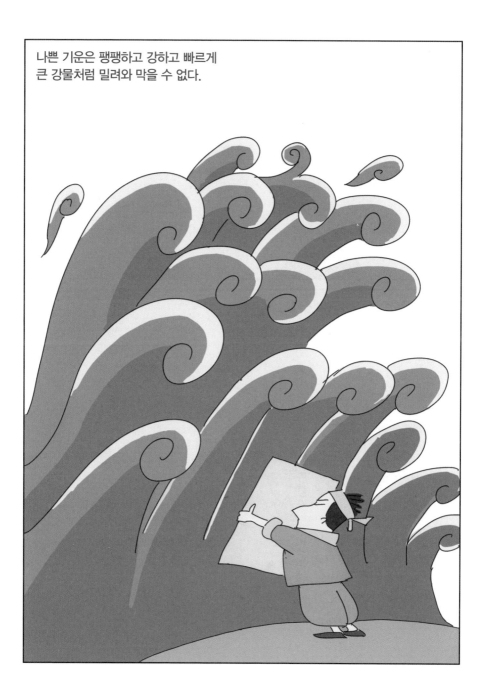

배꼽으로 호흡하는 태식

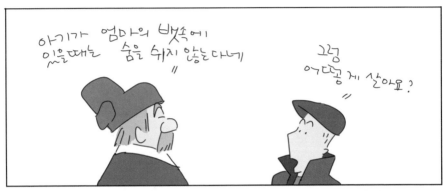

태아는 탯줄을 통해서 숨을 쉰다.
탯줄은 어머니의 임맥과
이어져 있고
임맥은 폐와 통하고
폐는 코와 통하므로
어머니가 숨을 내쉬면
아이도 숨을 내쉬고
어머니가 숨을 들이쉬면
아이도 숨을 들이쉰다.
어머니와 아이의 기가
모두 배꼽으로 드나든다.

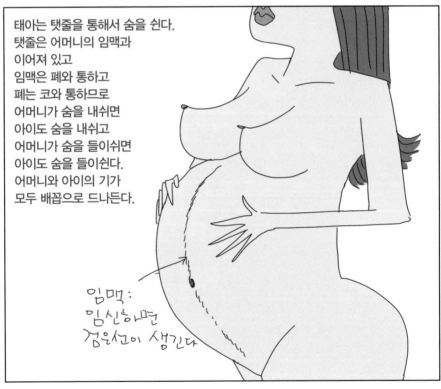

그래서 어머니의 뱃속에
있을 때처럼 입과 코를
사용하지 않고 배꼽으로만
호흡하는 것을
태식(胎息)이라 한다.

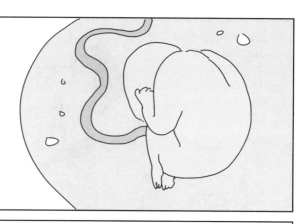

처음에 숨을 한 모금
머금고 나서
배꼽으로 호흡하는데
81에서 120 사이의 숫자를
세고 나서 숨을 내쉰다.

숨을 내쉴 때는 아주
조금씩 내뱉는다.
코에 붙여 놓은
기러기 털이 움직이지
않을 정도여야 한다.

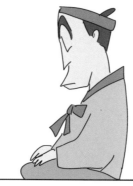

해냈다!

헝!
그건 아무나
하지

이게
어려운
거야

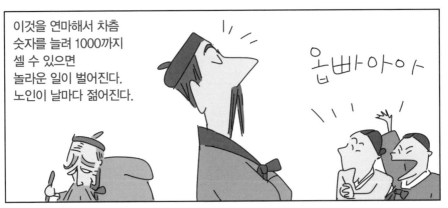

이것을 연마해서 차츰
숫자를 늘려 1000까지
셀 수 있으면
놀라운 일이 벌어진다.
노인이 날마다 젊어진다.

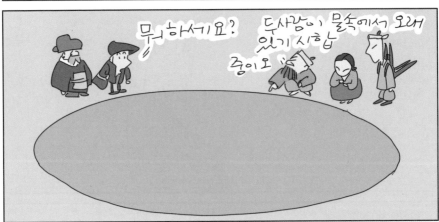

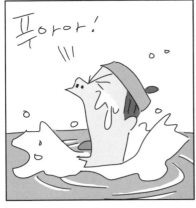

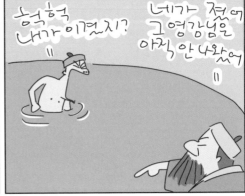

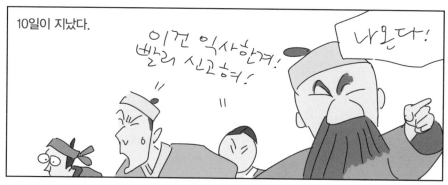

10일이 지났다.

이건 익사한거!
빨리 신고하여!

나온다!

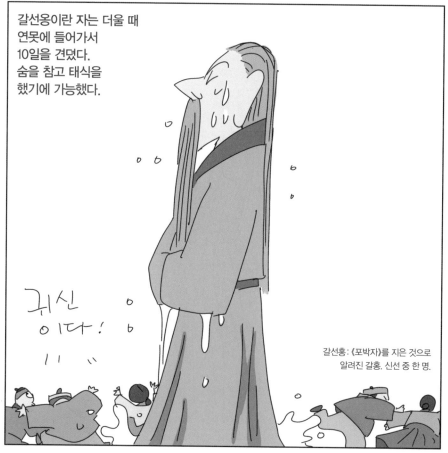

갈선옹이란 자는 더울 때
연못에 들어가서
10일을 견뎠다.
숨을 참고 태식을
했기에 가능했다.

귀신
이다!

갈선홍: 《포박자》를 지은 것으로
알려진 갈홍. 신선 중 한 명.

숨 고르는 비결

선인(仙人)인 팽조가 말했다.
"밀실에서 문을 닫고
따뜻하게 한 침대 위에서 베개를
7.5cm 높이로 하고 똑바로 누워
눈을 감고 숨을 참는데 콧구멍에 붙여 놓은
기러기 털이 움직이지 않도록 호흡하라.
이렇게 하면 추위와 더위가
몸속으로 들어오지 못하고
심지어 벌이나 전갈의 독도
해를 끼칠 수 없으며
360세까지 살 수 있다."

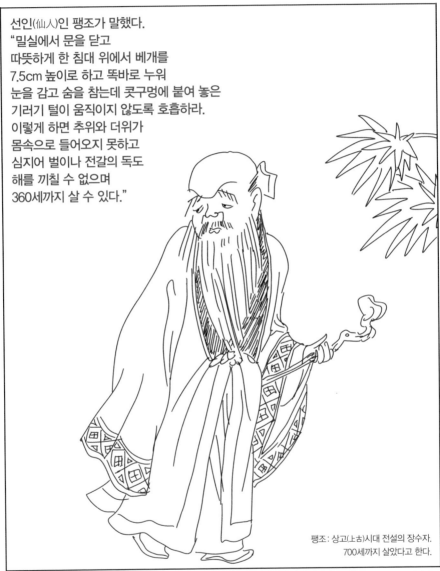

팽조 : 상고(上古)시대 전설의 장수자.
700세까지 살았다고 한다.

출처 : 《동양의학대사전》

양성(養性)의 요체는 호흡을 다스리면 병이 생기지 않는다는 것이다.
자정에서 정오까지는
기가 생기므로 숨을 고를 수 있고 정오에서 자정까지는
기가 사라지므로 숨을 고를 수 없다.
숨을 고를 때는 두껍고 부드러운 요를 깔고 바로 눕는다.
베개는 몸과 수평을 이룰 정도로 낮게 베고
팔과 다리를 펴고 양손을 몸에서 12～15cm
떨어지게 하고 양다리를 12～15cm 벌린 후
계속 치아를 맞부딪치면서 침을 삼킨다.
숨을 코에서 배로 끌어들이는데 가득 차도록 들이마신다.
숨을 참고 답답해지면 숨을 조금씩 뱉는다.
한참 뒤에 코로 조금씩 공기를 들이마시고
기러기 털이 움직이지 않을 정도로 숨을 뱉는다.
숨을 참고서 마음속으로 1000까지 세면 신선의 경지다.

양성(養性): 정신과 성정을 수양하는 것으로
과거 한무제가 천자(天子)로 있으면서
가장 오래 살 수 있었던 방법이다.

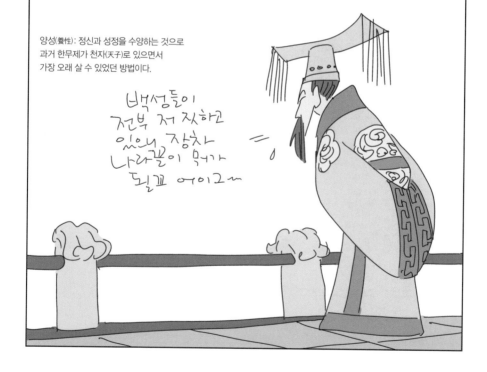

백성들이
전부 저 짓하고
있으니 장차
나라꼴이 뭐가
될꼬 어이고ㅠㅠ

10 들숨 vs 날숨

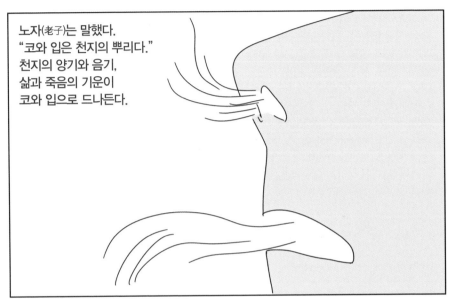

노자(老子)는 말했다.
"코와 입은 천지의 뿌리다."
천지의 양기와 음기,
삶과 죽음의 기운이
코와 입으로 드나든다.

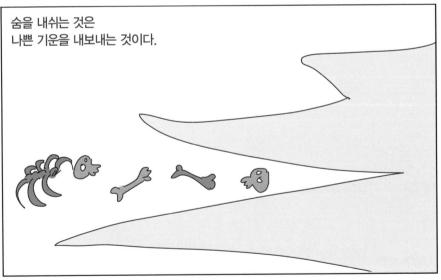

숨을 내쉬는 것은
나쁜 기운을 내보내는 것이다.

숨을 들이마시는 것은
생기(生氣)를 마시는 것이다.

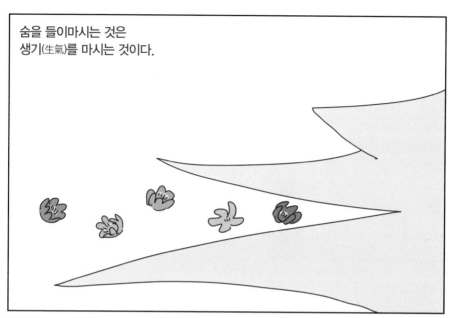

죽음을 눈앞에 둔 사람은
숨을 들이마시기보다
자꾸 내쉬기만 한다.

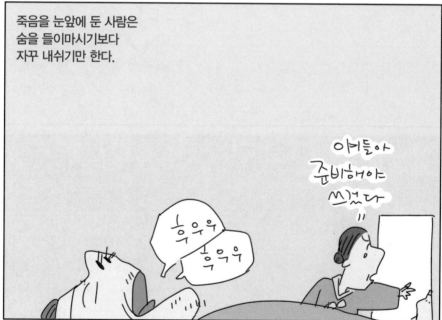

11 하늘과 땅의 기운은 코와 입으로 통한다

노자 왈

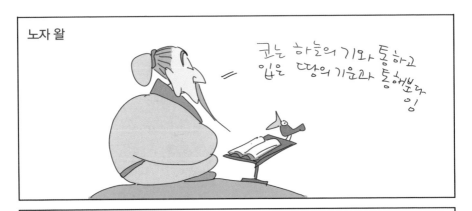

왜 코와 입을 검을 현(玄) 자를 써서
현빈(玄牝)이고 했을까?

여기서 검을 현 자는
검은색을 의미하지 않는다.

현은 있기는 있되 잘 보이지 않고
가물가물한 상태를 말한다.

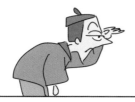

끊어질 듯 이어질 듯,
그렇게 숨 쉬라는 말이다.

또 노자 왈

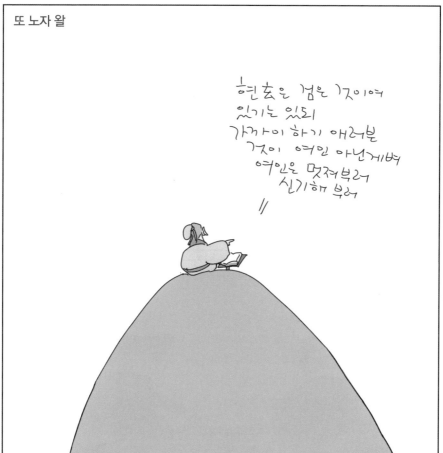

12 기의 주인은 폐

모든 기는 폐가 다스린다.
폐에는 2개의 큰 잎과 여러 개의 작은 잎이 있다.
잎 속에는 24개의 구멍이 있는데
구멍으로 맑고 탁한 기운이 나뉘어 퍼진다.

肺

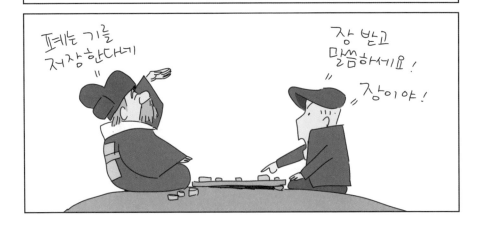

폐에 기가 넘치면
숨이 차고 기침을 하며
얼굴이 빨개진다.

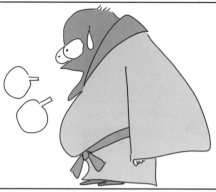

폐에 기가 부족하면
호흡은 부드러우나
기운이 없다.
또 기력이 없고 말을
많이 하지 못한다.

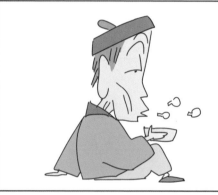

기가 넘치지도 부족하지도 않게
조절해야 한다.

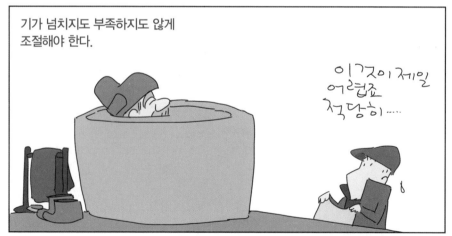

이것이 제일
어렵죠
적당히……

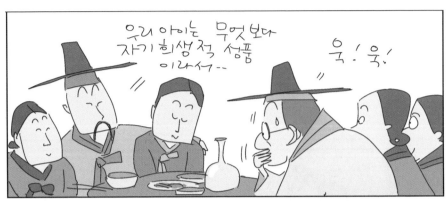

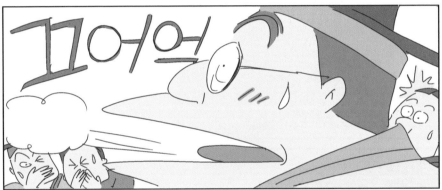

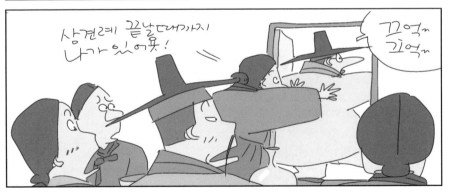

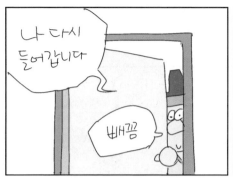

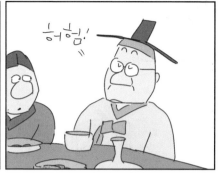

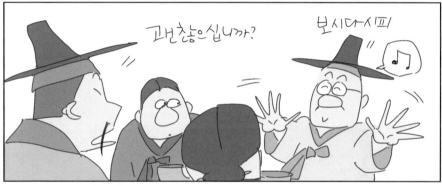

태연혈은 폐와 통한다.
트림이나 딸꾹질을 해결한다.
감꼭지를 달여 먹으면
딸꾹질이 멈춘다.

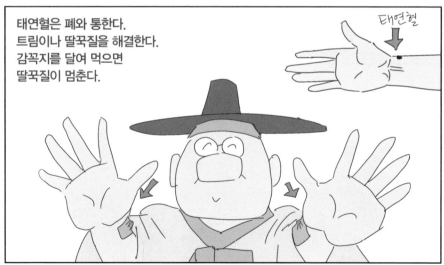

14 모든 병은 기에서 생긴다

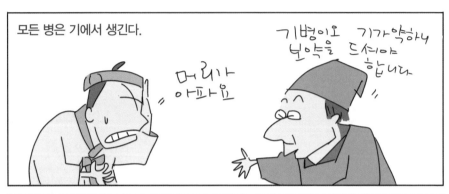

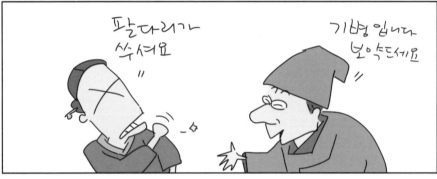

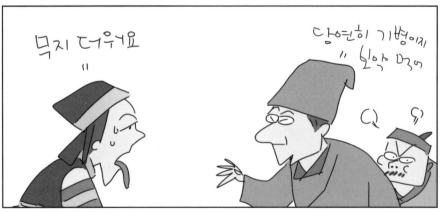

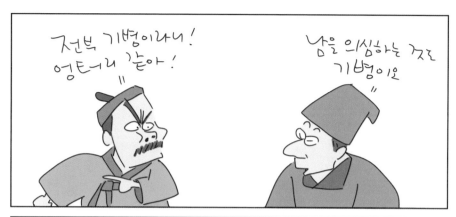

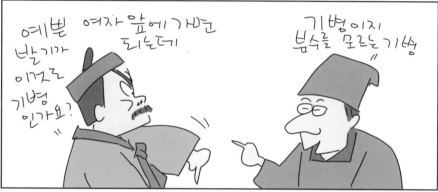

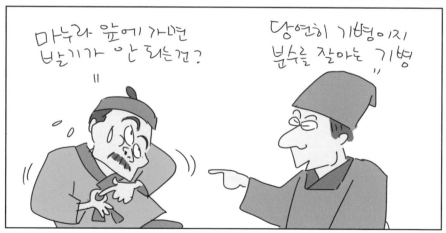

15 피곤함의 진짜 원인

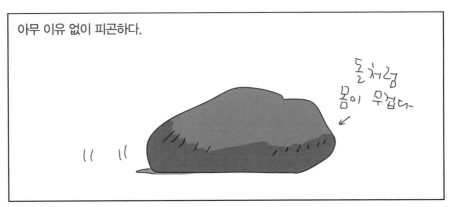

아무 이유 없이 피곤하다.

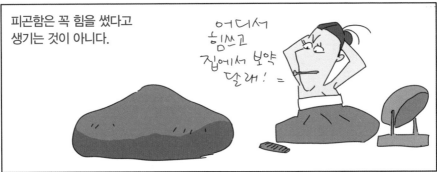

피곤함은 꼭 힘을 썼다고
생기는 것이 아니다.

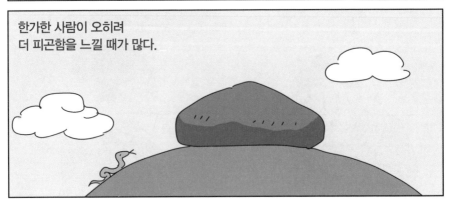

한가한 사람이 오히려
더 피곤함을 느낄 때가 많다.

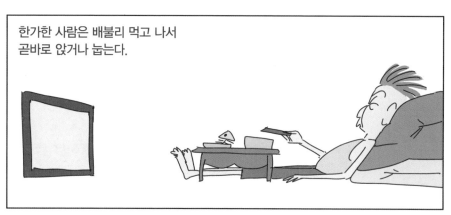

한가한 사람은 배불리 먹고 나서
곧바로 앉거나 눕는다.

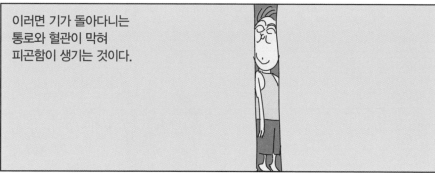

이러면 기가 돌아다니는
통로와 혈관이 막혀
피곤함이 생기는 것이다.

이런 환자는
적당히 움직여야 한다.

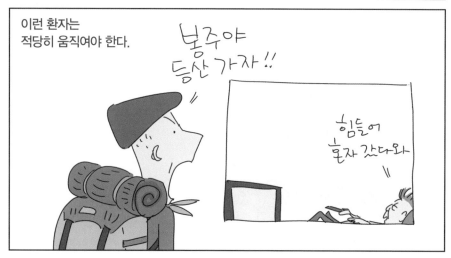

봉주야
등산 가자!!

힘들어
혼자 갔다와

16 기를 순행시키는 귤피일물탕

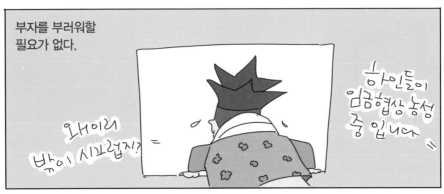

부자를 부러워할
필요가 없다.

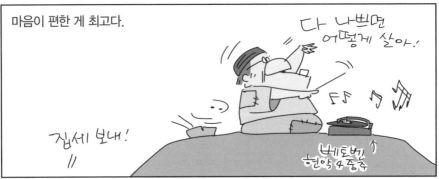

마음이 편한 게 최고다.

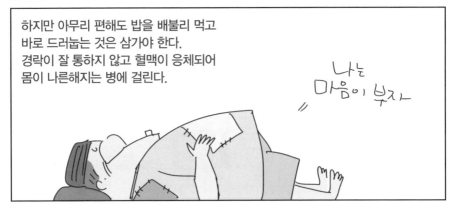

하지만 아무리 편해도 밥을 배불리 먹고
바로 드러눕는 것은 삼가야 한다.
경락이 잘 통하지 않고 혈맥이 응체되어
몸이 나른해지는 병에 걸린다.

흐르는 물은 썩지 않고
움직이는 지도리는 좀먹지 않는다.

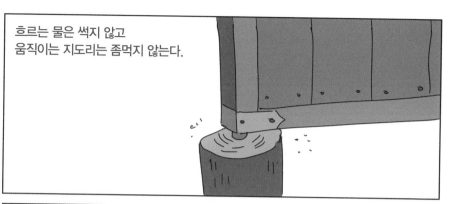

한가하면 기가
막히거나 뭉친다.
나른함이 가벼울 때는
움직이면 낫지만
심할 때는
귤피일물탕을 쓴다.

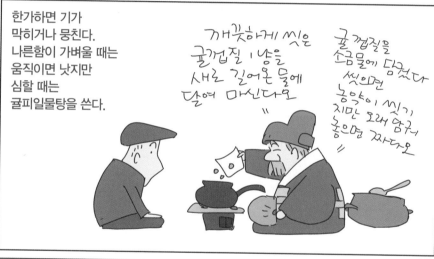

사람은 항상 힘을 써야 한다.
허나 너무 피로할 때까지
힘을 쓰면 이건 순환을 위한
운동이 아니고 노동이다.

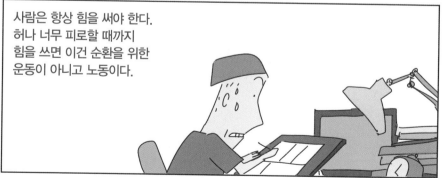

17 기가 상하면 나타나는 증상

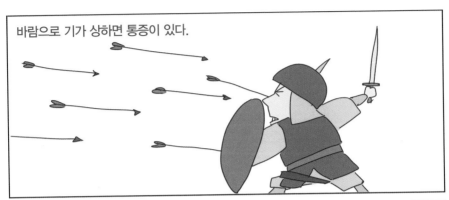

바람으로 기가 상하면 통증이 있다.

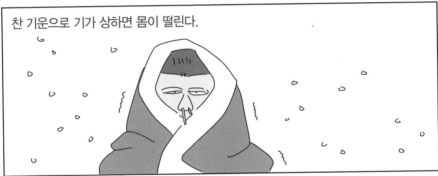

찬 기운으로 기가 상하면 몸이 떨린다.

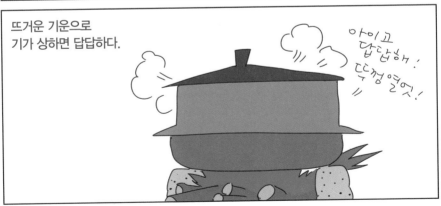

뜨거운 기운으로
기가 상하면 답답하다.

아이고
답답해!
뚜껑 열엇!

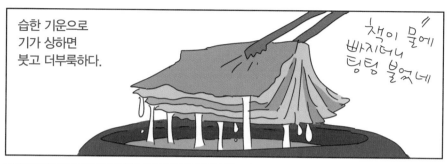

습한 기운으로
기가 상하면
붓고 더부룩하다.

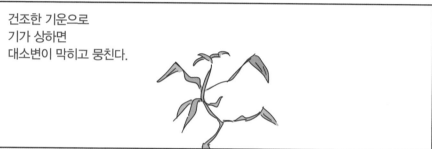

건조한 기운으로
기가 상하면
대소변이 막히고 뭉친다.

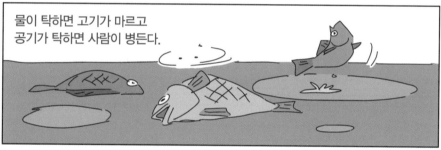

물이 탁하면 고기가 마르고
공기가 탁하면 사람이 병든다.

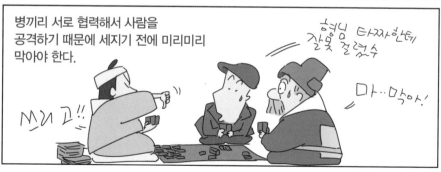

병끼리 서로 협력해서 사람을
공격하기 때문에 세지기 전에 미리미리
막아야 한다.

18 기가 끊어지면

오장(五臟)의 음기가
모두 끊어지면
눈의 흰자위만 보인다.

눈이 뒤집어지면 늦어도
하루 반 만에 죽는다.

눈에
점을 찍자

육부(六腑)의 양기가 끊어지면
땀구멍이 열려서 절한(絶汗)이라는
끈적끈적한 땀이 나온다.

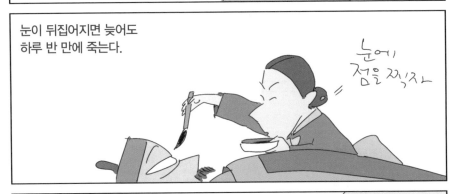

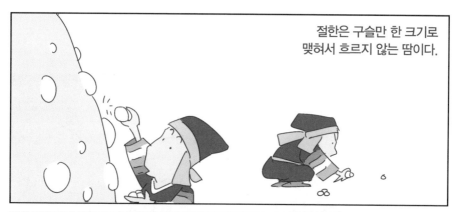

절한은 구슬만 한 크기로
맺혀서 흐르지 않는 땀이다.

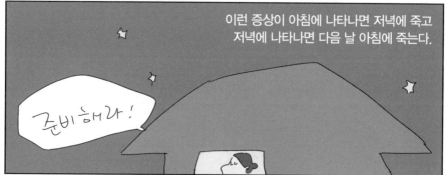

이런 증상이 아침에 나타나면 저녁에 죽고
저녁에 나타나면 다음 날 아침에 죽는다.

준비해라!

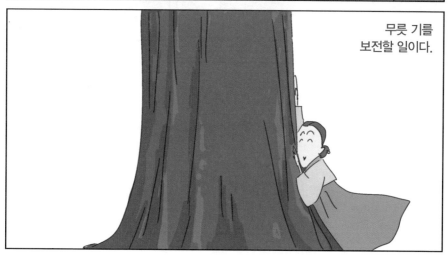

무릇 기를
보전할 일이다.

19 기가 허약한 노인이 분노하면

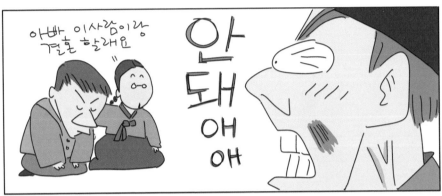

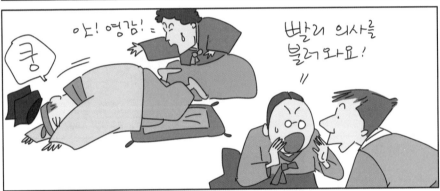

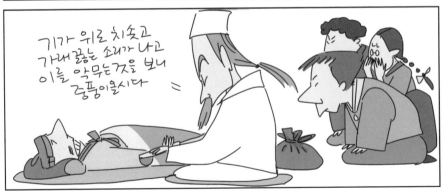

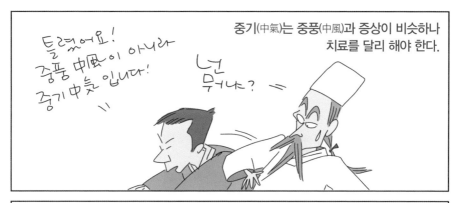

중기(中氣)는 중풍(中風)과 증상이 비슷하나
치료를 달리 해야 한다.

틀렸어요!
중풍 中風이 아니라
중기 中氣 입니다!

넌
뭐냐?

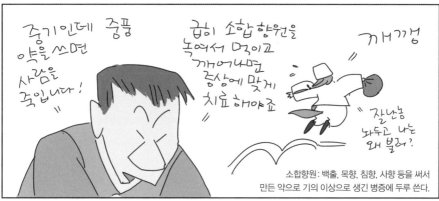

중기인데 중풍
약을 쓰면
사람을
죽입니다!

급히 소합향원을
녹여서 먹이고
깨어나면
증상에 맞게
치료해야죠

까꺵

잘난놈
놔두고 나는
왜 불러?

소합향원: 백출, 목향, 침향, 사향 등을 써서
만든 약으로 기의 이상으로 생긴 병증에 두루 쓴다.

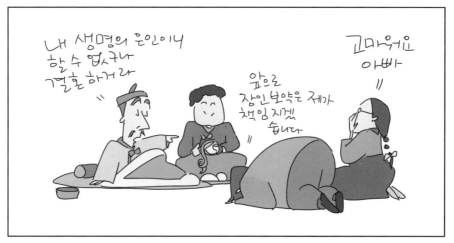

내 생명의 은인이니
할 수 없구나
결혼하거라

앞으로
장인보약은 제가
책임 지겠
습니다

고마워요
아빠

20 중기와 중풍의 구별법

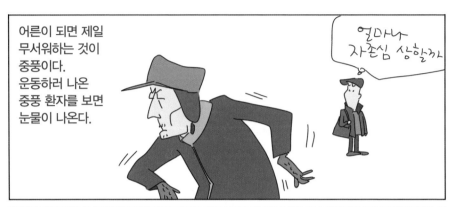

어른이 되면 제일
무서워하는 것이
중풍이다.
운동하러 나온
중풍 환자를 보면
눈물이 나온다.

얼마나
자존심 상할까

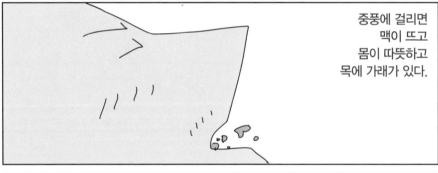

중풍에 걸리면
맥이 뜨고
몸이 따뜻하고
목에 가래가 있다.

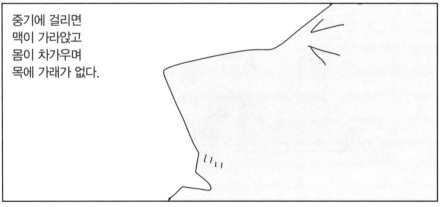

중기에 걸리면
맥이 가라앉고
몸이 차가우며
목에 가래가 없다.

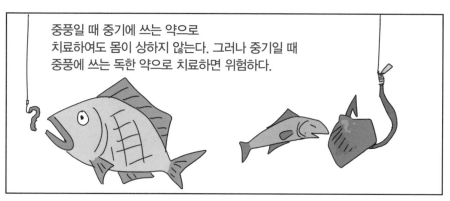
중풍일 때 중기에 쓰는 약으로
치료하여도 몸이 상하지 않는다. 그러나 중기일 때
중풍에 쓰는 독한 약으로 치료하면 위험하다.

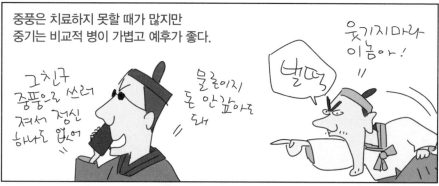
중풍은 치료하지 못할 때가 많지만
중기는 비교적 병이 가볍고 예후가 좋다.

그친구
중풍으로 쓰러
져서 정신
하나도 없어

물론이지
돈 안갚아도
돼

웃기지마라
이놈아!

벌떡

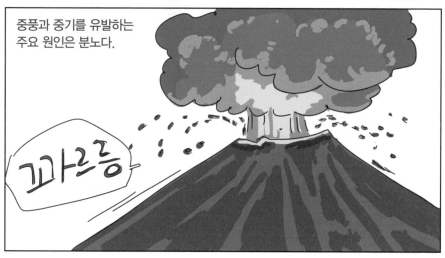
중풍과 중기를 유발하는
주요 원인은 분노다.

꼬과르릉

21 중풍이 오는 사람의 공통점

수류탄의 안전핀을 뽑으면
수류탄이 터진다.

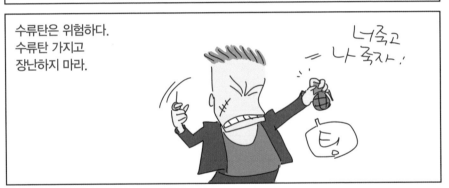

수류탄은 위험하다.
수류탄 가지고
장난하지 마라.

그러다가 터진다.

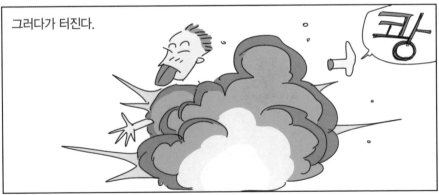

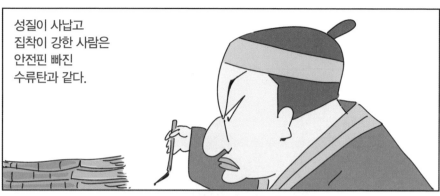

성질이 사납고
집착이 강한 사람은
안전핀 빠진
수류탄과 같다.

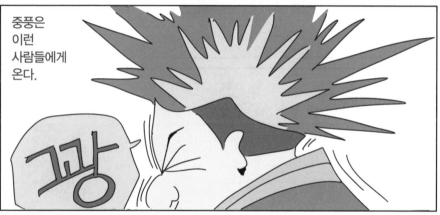

중풍은
이런
사람들에게
온다.

꽈광

혈압이 높다고 중풍이
오는 것이 아니다.
기가 막혀서 온다.
그래서 꼼꼼한 완벽주의자가
위험하다.

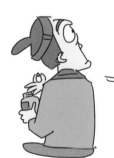

약먹을 시간이
29초 남았다

22 방귀의 원인은 심장

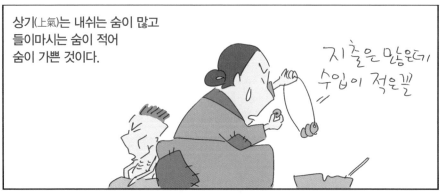

상기(上氣)는 내쉬는 숨이 많고
들이마시는 숨이 적어
숨이 가쁜 것이다.

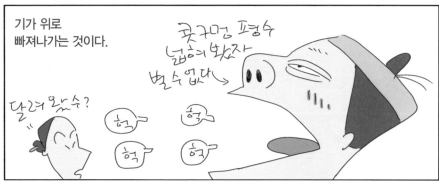

기가 위로
빠져나가는 것이다.

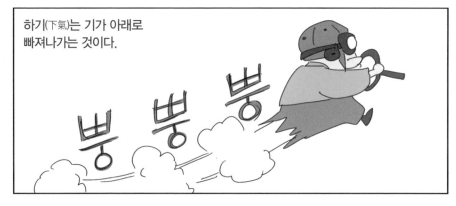

하기(下氣)는 기가 아래로
빠져나가는 것이다.

방귀는 방기(放氣)다.
기를 내놓는 것이다.

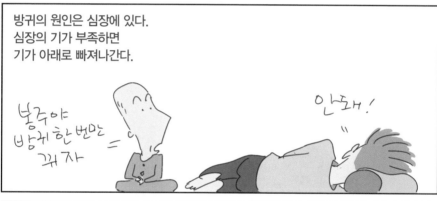

방귀의 원인은 심장에 있다.
심장의 기가 부족하면
기가 아래로 빠져나간다.

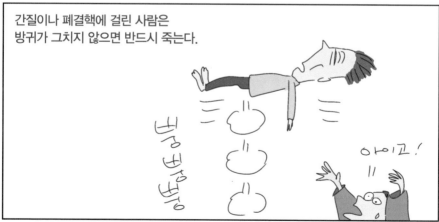

간질이나 폐결핵에 걸린 사람은
방귀가 그치지 않으면 반드시 죽는다.

기가 부족하면 말에 힘이 없다

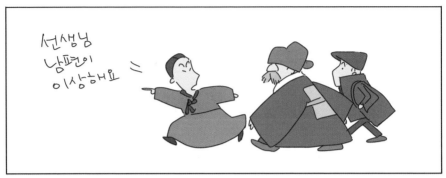

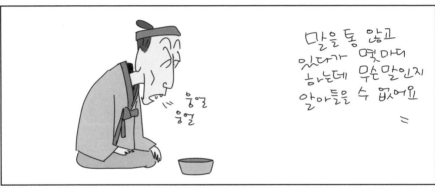

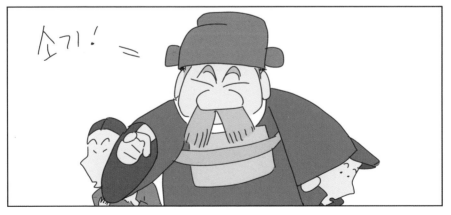

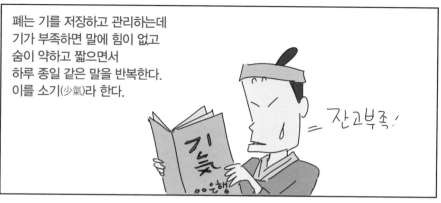

폐는 기를 저장하고 관리하는데
기가 부족하면 말에 힘이 없고
숨이 약하고 짧으면서
하루 종일 같은 말을 반복한다.
이를 소기(少氣)라 한다.

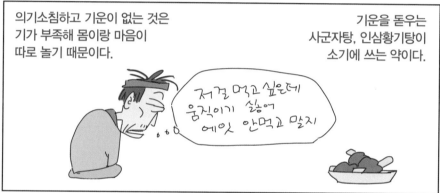

의기소침하고 기운이 없는 것은
기가 부족해 몸이랑 마음이
따로 놀기 때문이다.

기운을 돋우는
사군자탕, 인삼황기탕이
소기에 쓰는 약이다.

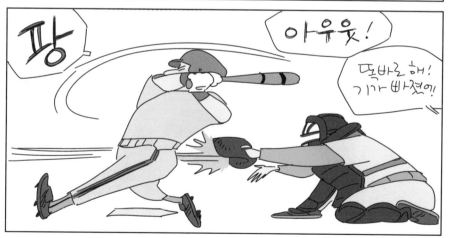

24 원기 보충에는 인삼고가 최고

원기가 떨어지고
정신이 또렷하지 못하고
말이 이어지지 않을 때
인삼고를 쓴다.

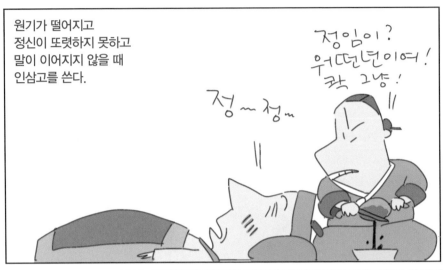

사기그릇에 썬 인삼 1근을 넣고 물을 한 손가락 깊이로 붓고
중간불로 절반이 남을 때까지 달여서 다른 그릇에 붓는다.
찌꺼기는 같은 방법으로 3번 달이는데 인삼을 씹어서
아무 맛이 없으면 그만 달인다. 모은 즙을 솥에 넣고
졸여서 만든 고약을 하루에 5~6숟가락씩 복용한다.

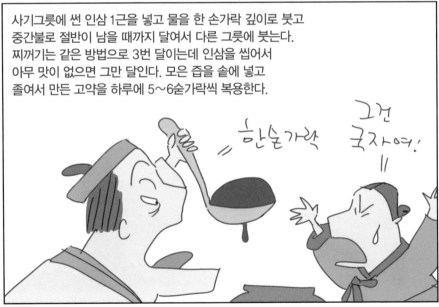

인삼은 부족한 양기를 채워 준다.
승마(升麻) 1푼과 인삼 3푼을 쓰면 기를 보태 준다.
아랫도리의 원기를 보하고 콩팥의 불기운을
없애려면 복령(茯笭)을 같이 쓴다.

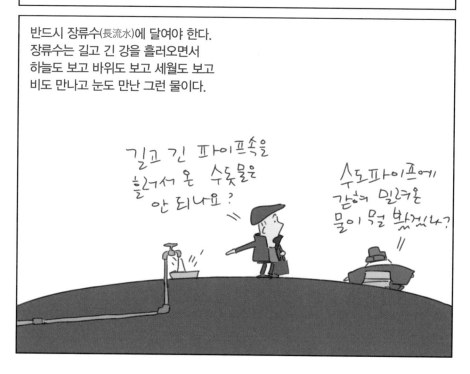

승마

복령

반드시 장류수(長流水)에 달여야 한다.
장류수는 길고 긴 강을 흘러오면서
하늘도 보고 바위도 보고 세월도 보고
비도 만나고 눈도 만난 그런 물이다.

길고 긴 파이프속을
흘러서 온 수돗물은
안 되나요?

수도파이프에
강으로 밀려온
물이 뭘 봤겠나?

기통과 기역

기통(氣痛)은 기 때문에 아픈 것이고
기역(氣逆)은 기가 치밀어 오르는 것이다.

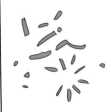
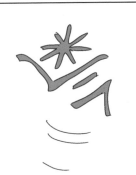

기는 일정한 길을 따라
우리 몸을 순환한다.

이랴

그런데 기가 오장육부 사이를
멋대로 돌아다니면 아프고 덩어리가 생긴다.
기통이다.

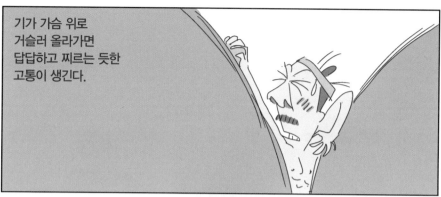

기가 가슴 위로
거슬러 올라가면
답답하고 찌르는 듯한
고통이 생긴다.

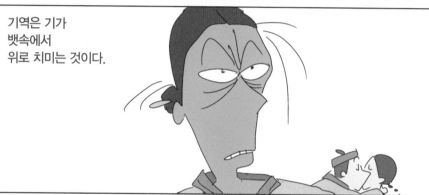

기역은 기가
뱃속에서
위로 치미는 것이다.

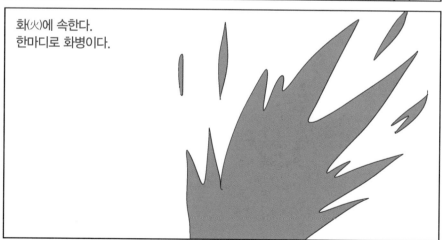

화(火)에 속한다.
한마디로 화병이다.

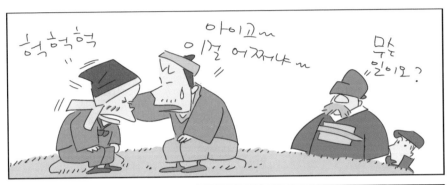

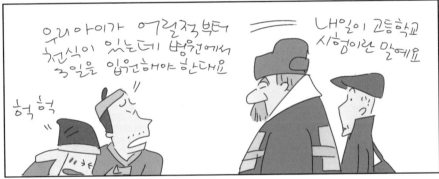

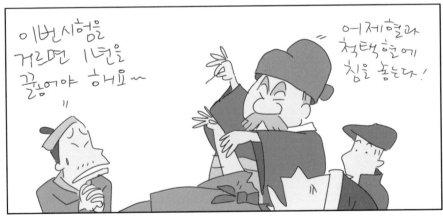

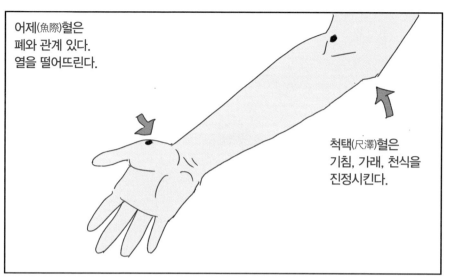

어제(魚際)혈은
폐와 관계 있다.
열을 떨어뜨린다.

척택(尺澤)혈은
기침, 가래, 천식을
진정시킨다.

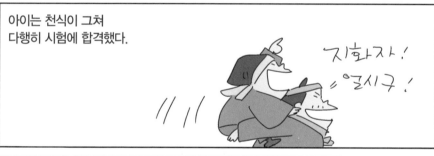

아이는 천식이 그쳐
다행히 시험에 합격했다.

지화자!
얼시구!

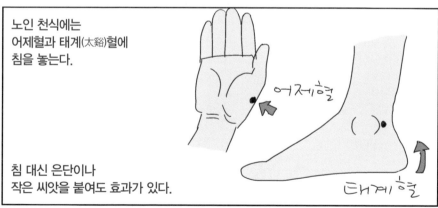

노인 천식에는
어제혈과 태계(太谿)혈에
침을 놓는다.

어제혈

침 대신 은단이나
작은 씨앗을 붙여도 효과가 있다.

태계혈

27 기가 뭉쳐 답답할 때 좋은 약

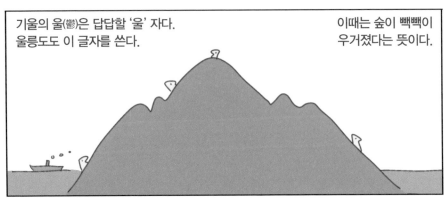

기울의 울(鬱)은 답답할 '울' 자다.
울릉도도 이 글자를 쓴다.

이때는 숲이 빽빽이
우거졌다는 뜻이다.

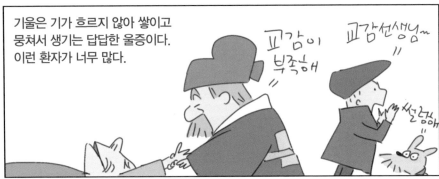

기울은 기가 흐르지 않아 쌓이고
뭉쳐서 생기는 답답한 울증이다.
이런 환자가 너무 많다.

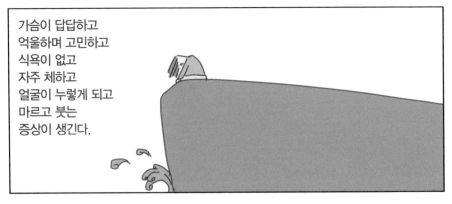

가슴이 답답하고
억울하며 고민하고
식욕이 없고
자주 체하고
얼굴이 누렇게 되고
마르고 붓는
증상이 생긴다.

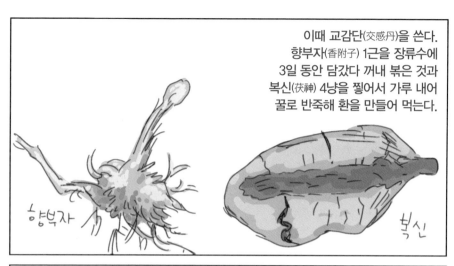

이때 교감단(交感丹)을 쓴다.
향부자(香附子) 1근을 장류수에
3일 동안 담갔다 꺼내 볶은 것과
복신(茯神) 4냥을 찧어서 가루 내어
꿀로 반죽해 환을 만들어 먹는다.

향부자

복신

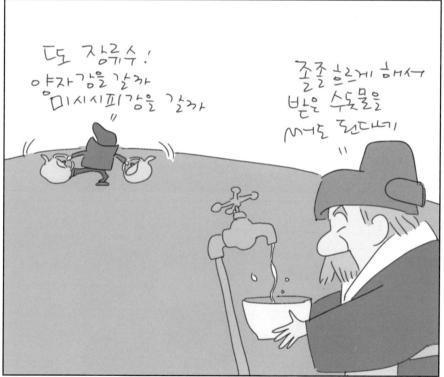

또 장류수!
양자강을 갈까
미시시피강을 갈까

졸졸 흐르게 해서
받은 수돗물을
써도 된다니까

28 통하였느냐

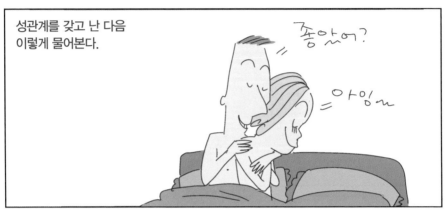

성관계를 갖고 난 다음
이렇게 물어본다.

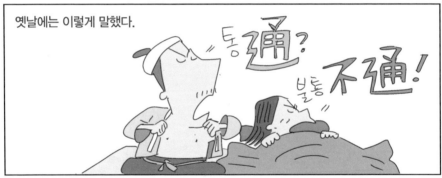

옛날에는 이렇게 말했다.

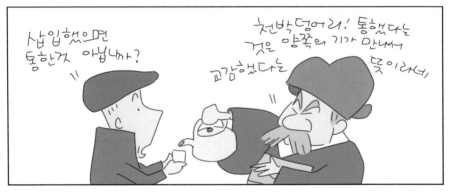

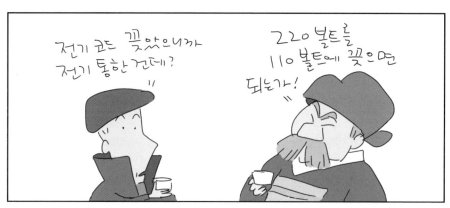

교감은 중요하다.
기와 기끼리 교감도 중요하고
사람과 사람끼리 교감도 중요하다.

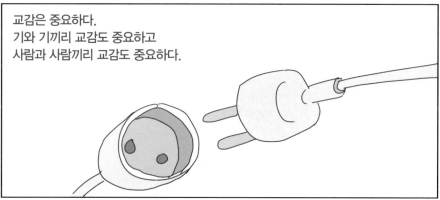

교감은 소통이다.

소통이 안 되니까
전쟁이 일어나고
병이 생긴다.

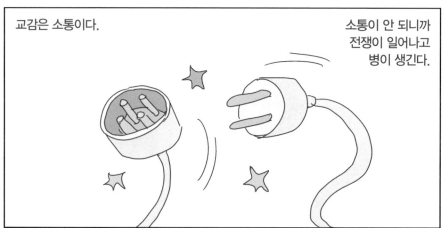

29 근심 걱정이 사라지는 묘약

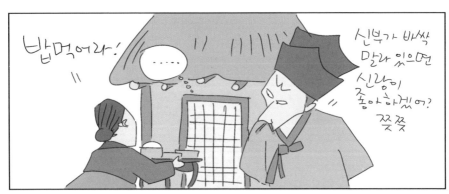

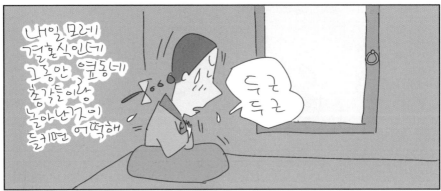

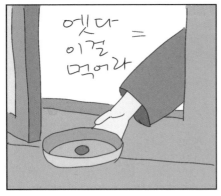

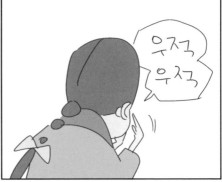

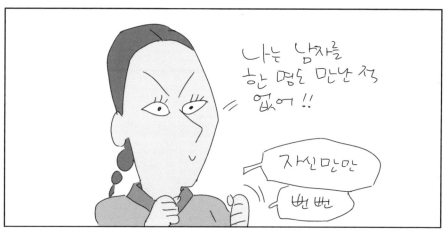

교감단은 울증을
치료하기도 하지만
꾸준히 먹으면
근심 걱정이 사라지고
마음이 편해진다.

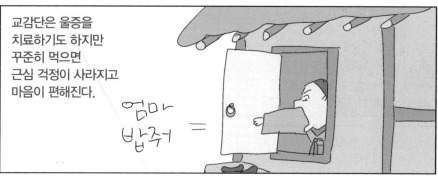

대신 기가 실한
사람에게 써야 한다.

기가 약한 사람은 오히려
증상이 더 악화될 수 있다.

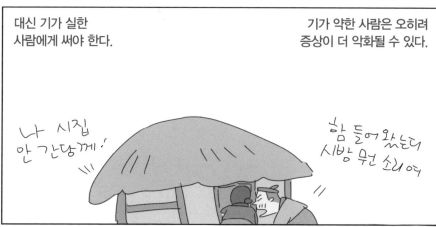

30 기가 부족할 때 벌어지는 일

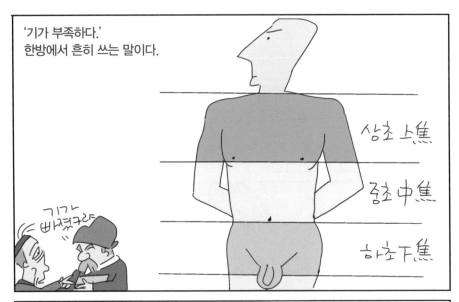

'기가 부족하다.'
한방에서 흔히 쓰는 말이다.

상초에 기가 부족하면
판단이 흐려지고
귀에서 소리가 난다.

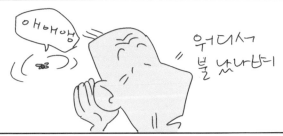

중초에 기가 빠지면
소화기관이 부실해진다.

하초에 기가 부족하면
남자는 거시기에 힘이 없고,
여자는 자궁이 시원찮다.

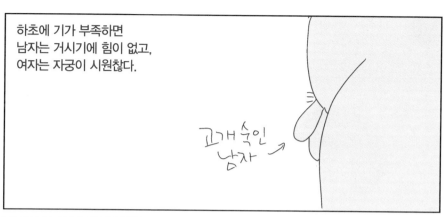

건강한 청년도 보름만 누워 있으면
기 빠진 송장이 된다.

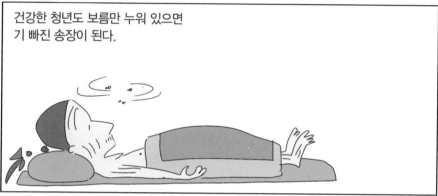

기가 부족하더라도 산 송장이
되지 않으려면 움직여야 한다.

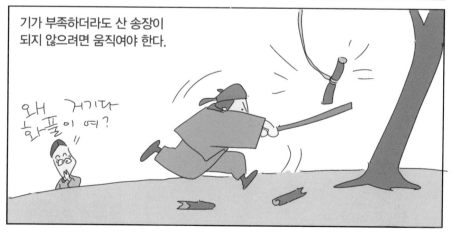

기를 지키는 요령

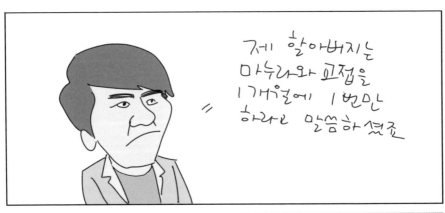

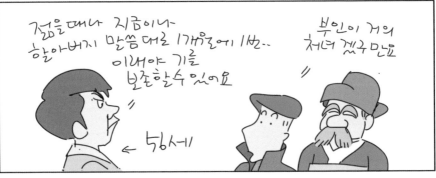

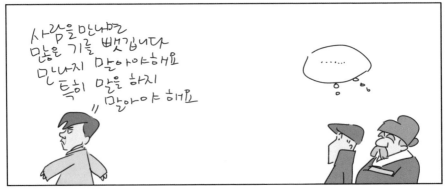

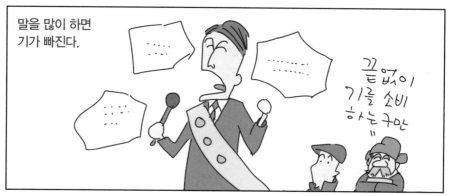

말을 많이 하면
기가 빠진다.

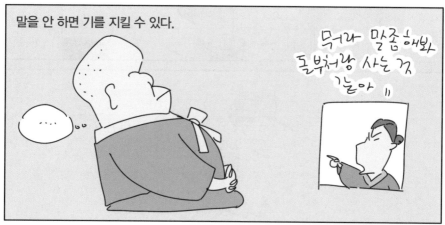

말을 안 하면 기를 지킬 수 있다.

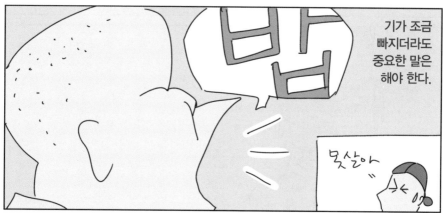

기가 조금
빠지더라도
중요한 말은
해야 한다.

32 면벽 수행

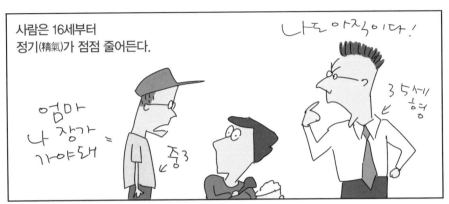

사람은 16세부터
정기(精氣)가 점점 줄어든다.

나도 아직이다!

35세 형

엄마
나 장가
가야돼

중3

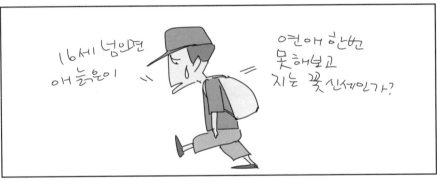

16세 넘으면
애늙은이

연애 한번
못해보고
지는 꽃신세인가?

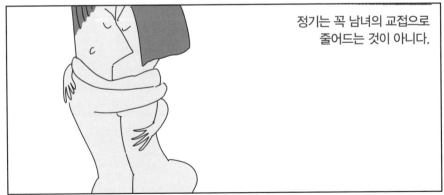

정기는 꼭 남녀의 교접으로
줄어드는 것이 아니다.

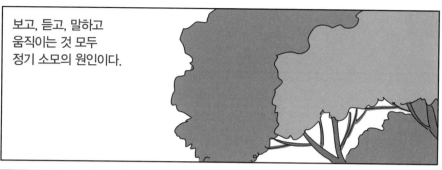

보고, 듣고, 말하고
움직이는 것 모두
정기 소모의 원인이다.

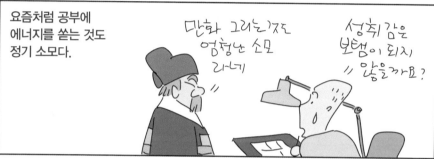

요즘처럼 공부에
에너지를 쏟는 것도
정기 소모다.

만화 그리는 것도
엄청난 소모
라니까

성취감은
보탬이 되지
않을까요?

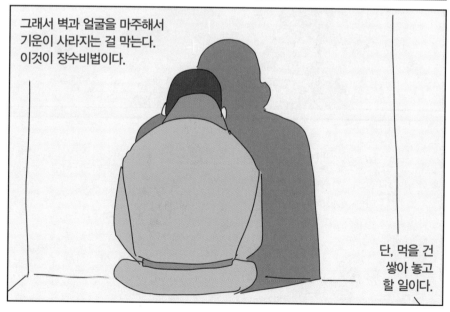

그래서 벽과 얼굴을 마주해서
기운이 사라지는 걸 막는다.
이것이 장수비법이다.

단, 먹을 건
쌓아 놓고
할 일이다.

33 청소년을 쉬게 하라

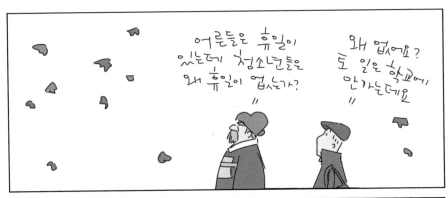

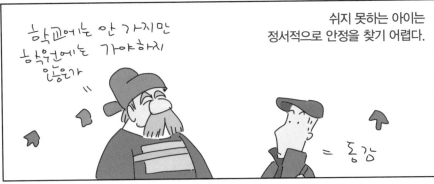

쉬지 못하는 아이는
정서적으로 안정을 찾기 어렵다.

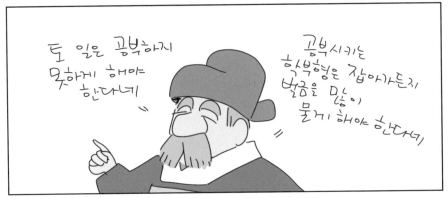

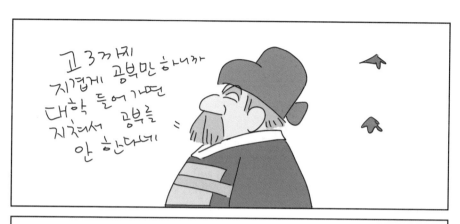

청소년을 쉬게 하라.
최고의 복지다.

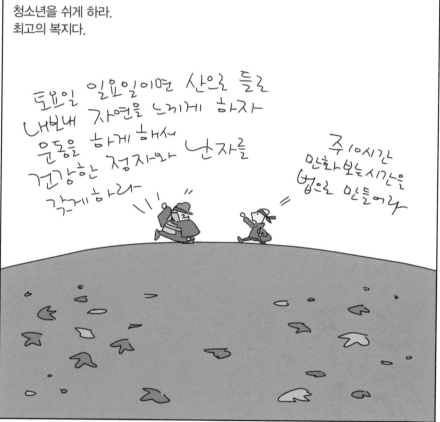

34 기를 살리는 법

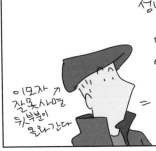

성내면 기가 거슬러 오르고 기뻐하면
느슨해지고 슬퍼하면 사그라지고
두려워하면 내려가고 추우면 모아지고
열나면 빠져나가며 놀라면
어지러워지고 피로하면 쇼리며
생각을 하면 거슬러 오른다는데
이럴때는 어떤병이 오죠?

이모자 ↗
잘못써면
뒷부분이
올라간다

성내면 기가 거슬러 오르는데
심해지면 피를 토하고 설사한다.
기뻐하면 기가 조화롭게 되고 잘 통해서 느슨해진다.
슬퍼하면 상초(上焦)가 막히고 기운이 흩어지지 못해서
열이 안에서 생기기 때문에 기가 사그라진다.
두려워하면 정이 도망가고 상초가 막혀
기가 아래로 돌아가서 하초가 꽉 차므로 기가 흐르지 못한다.
추우면 피부가 오그라들어 기가 흘러 다니지 못하니 모아지고
열이 나면 피부가 열리고 땀이 나기 때문에 기가 빠져나간다.
놀라면 마음이 기댈 곳이 없고
정신이 안정되지 않아 기가 어지러워진다.
피로하면 숨을 헐떡이고 땀이 나서 기가 닳고
생각을 많이 하면 기가 돌아다니지 못하고
한곳에 머물러 기가 맺힌다.

모든 병은 기에서
생긴다네

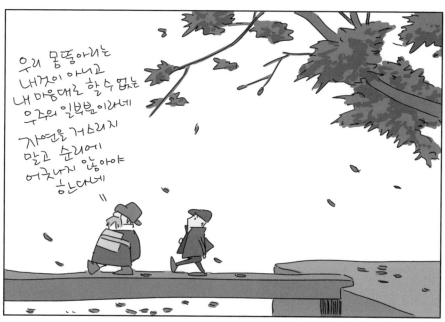

바람과 추위와 근심 걱정을 피하고
너무 기뻐하지 말고 너무 슬퍼하지 말고
놀랄 일을 줄이고 화를 내지 마라.

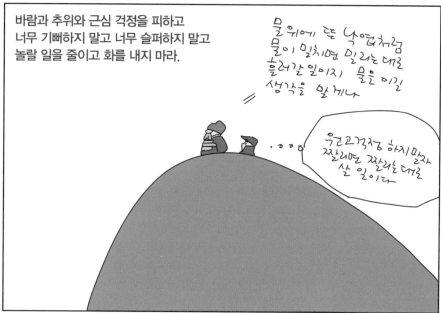

35 좋은 사람이 되지 말자

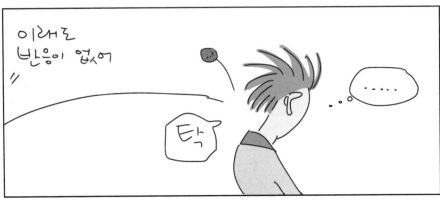

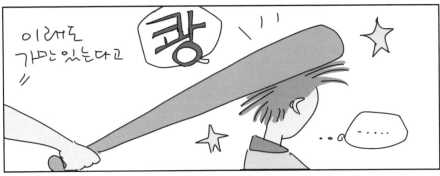

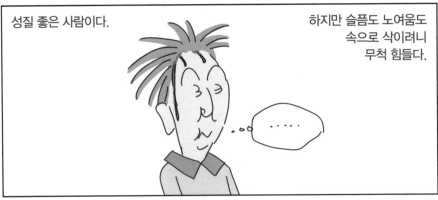

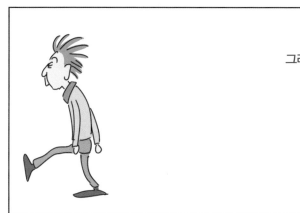

속 좋아 보이는 사람이
병에 더 잘 걸린다.
그래서 수시로 풀어 줘야 한다.

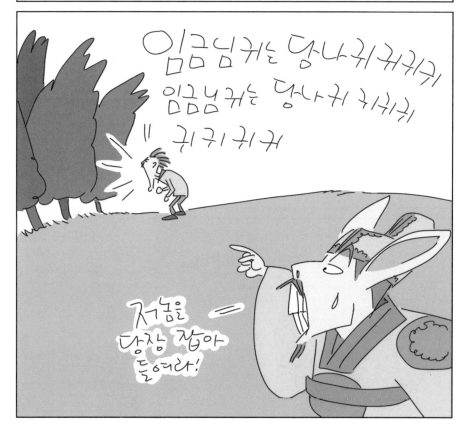

36 카레를 먹자

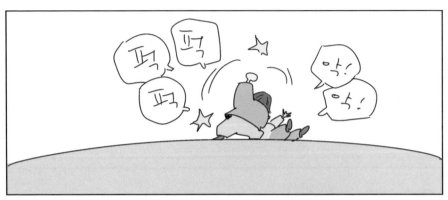

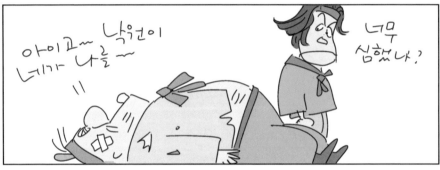

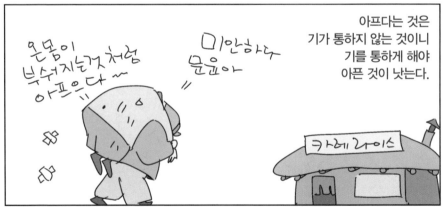

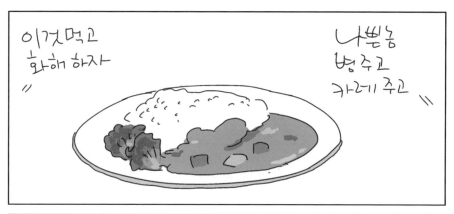

카레의 원료인 강황(薑黃)은 냄새가 강하다.
그래서 뭉친 피를 풀어 주고
통증을 가라앉힌다.

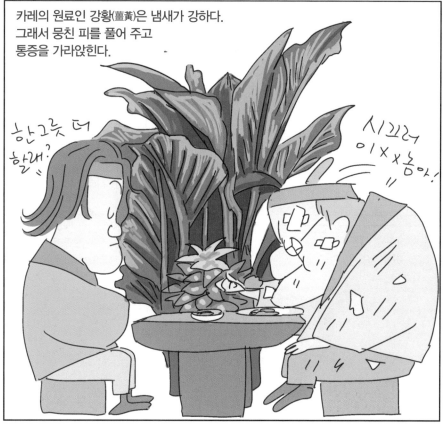

37 암세포가 가장 좋아하는 온도

암세포가 활동하기
가장 좋은 온도가
35도다.

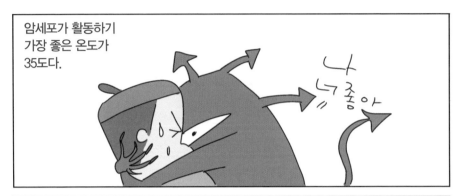

어릴 때부터
찬 음식을 많이 먹으면
입은 즐겁지만
몸은 괴롭다.

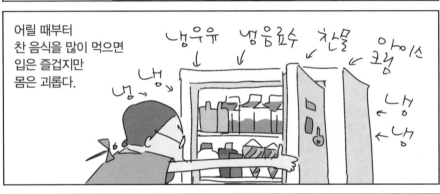

물만이라도 따뜻하게
마실 것을 권장한다.

몸이 따뜻하면
기와 혈의 순환이 잘 되고
몸이 차면
기와 혈의 순환이 되지 않아
덩어리가 뭉친다.

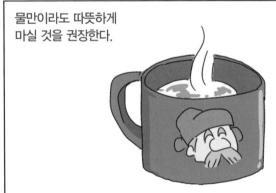

기왓장을 불에 달궈서
수건에 싼 후 아랫배에 올려놓고
찜질을 하면 자궁근종이 없어진다는
민간요법이 전해온다.

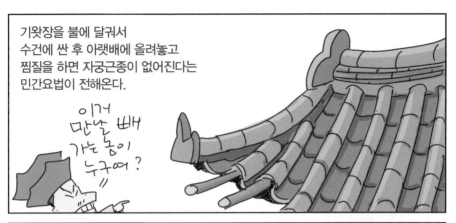

암 환자의 경우 체온을 높여 주면
암 치료에 도움이 된다.

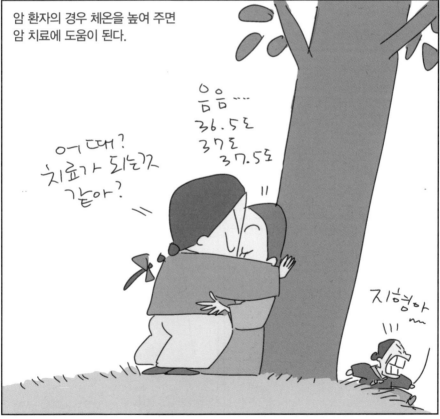

나이가 들면 할 일이 늘어난다

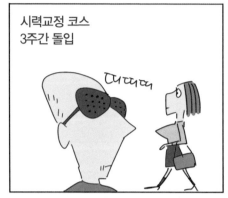

시력교정 코스
3주간 돌입

따따따

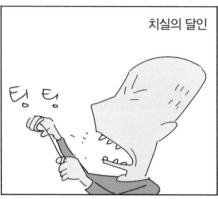

치실의 달인

팅 팅

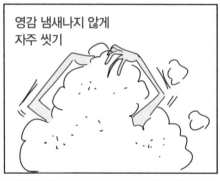

영감 냄새나지 않게
자주 씻기

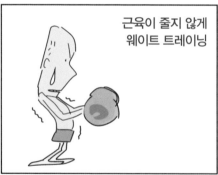

근육이 줄지 않게
웨이트 트레이닝

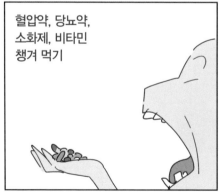

혈압약, 당뇨약,
소화제, 비타민
챙겨 먹기

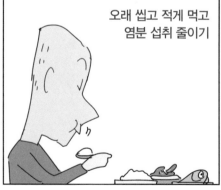

오래 씹고 적게 먹고
염분 섭취 줄이기

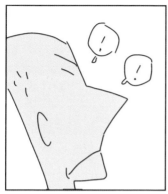

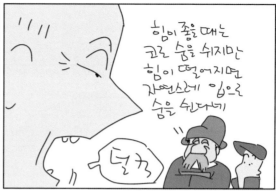

힘이 좋을 때는
코로 숨을 쉬지만
힘이 떨어지면
자연스레 입으로
숨을 쉰다네

덜컹

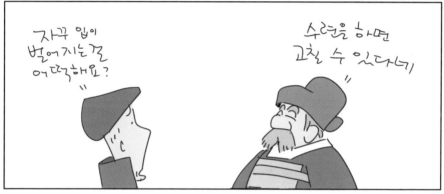

자꾸 입이
벌어지는 걸
어떡해요?

수련을 하면
고칠 수 있다네

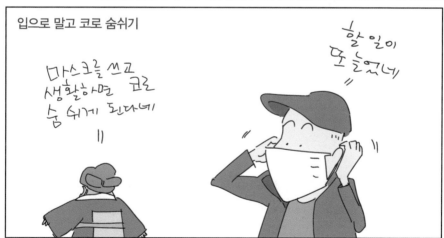

입으로 말고 코로 숨쉬기

마스크를 쓰고
생활하면 코로
숨 쉬게 된다네

할 일이
또 늘었네

39 기를 돌리는 방중술

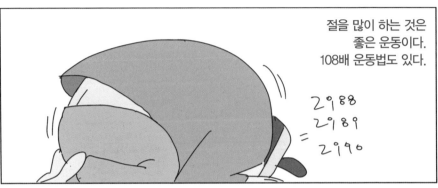

절을 많이 하는 것은
좋은 운동이다.
108배 운동법도 있다.

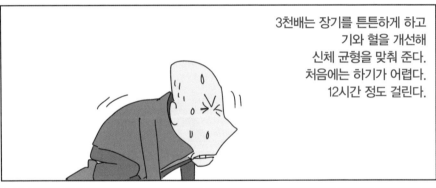

3천배는 장기를 튼튼하게 하고
기와 혈을 개선해
신체 균형을 맞춰 준다.
처음에는 하기가 어렵다.
12시간 정도 걸린다.

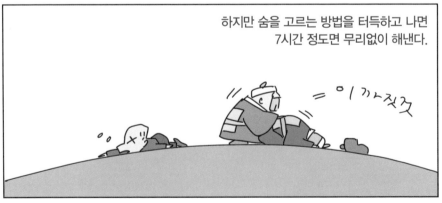

하지만 숨을 고르는 방법을 터득하고 나면
7시간 정도면 무리없이 해낸다.

방중술은
방에서 쓰는
기술이라는
뜻이 아니다.

내 몸속을
방으로
보는 것이다.

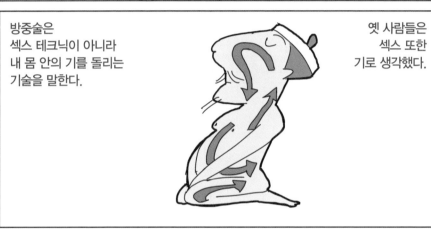

방중술은
섹스 테크닉이 아니라
내 몸 안의 기를 돌리는
기술을 말한다.

옛 사람들은
섹스 또한
기로 생각했다.

고로 섹스가 과하면
요절한다.

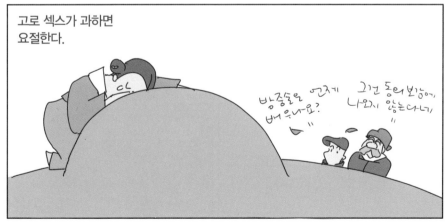

방중술을 언제
배우나요?

그건 동의보감에
나오지 않는다니까

40 9구멍의 역할

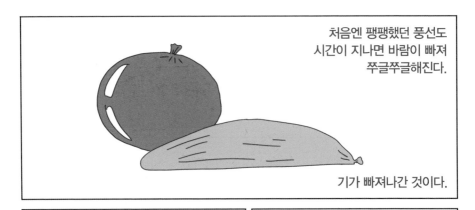

처음엔 팽팽했던 풍선도
시간이 지나면 바람이 빠져
쭈글쭈글해진다.

기가 빠져나간 것이다.

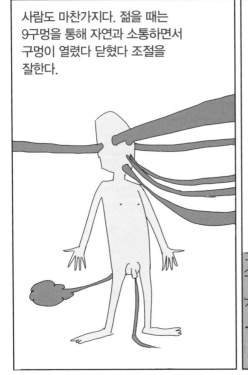

사람도 마찬가지다. 젊을 때는
9구멍을 통해 자연과 소통하면서
구멍이 열렸다 닫혔다 조절을
잘한다.

나이가 들면 그 구멍이
막히거나 헐거워져서
자연과 소통이 잘되지 않는다.
몸에서 냄새가 난다.

비누칠 많이
하는 노인들 흉
보지 말자

나이가 들면
방문이 뒤틀려
꼭 맞지 않은
오래된
집과
같아서
헛짓거리를
일삼는다.

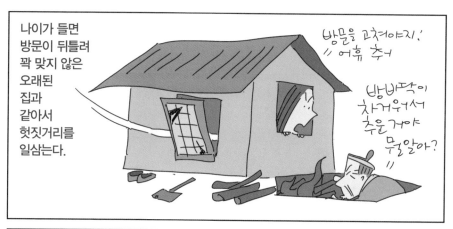

방문을 고쳐야지,'
어휴 추워

방바닥이
차거워서
추운거야
뭘알아?

9구멍은 다음과 같다.
눈구멍 2개
콧구멍 2개
귓구멍 2개
입 구멍 1개
똥구멍 1개
오줌 구멍 1개

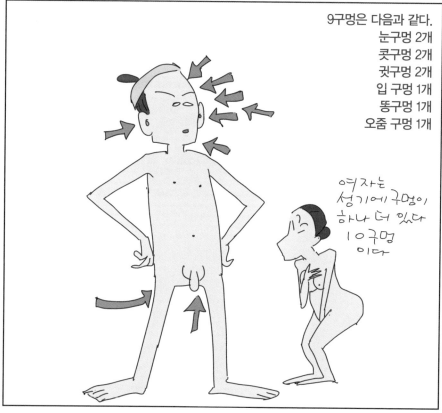

여자는
성기에 구멍이
하나 더 있다
10구멍
이다

41 기의 금기 사항

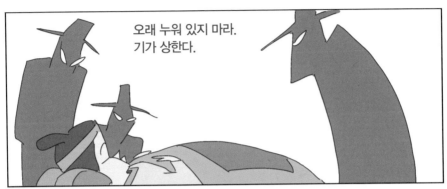

오래 누워 있지 마라.
기가 상한다.

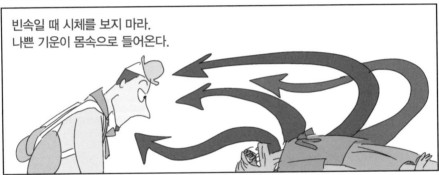

빈속일 때 시체를 보지 마라.
나쁜 기운이 몸속으로 들어온다.

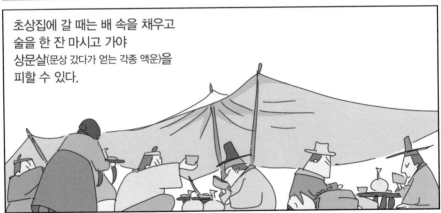

초상집에 갈 때는 배 속을 채우고
술을 한 잔 마시고 가야
상문살(문상 갔다가 얻는 각종 액운)을
피할 수 있다.

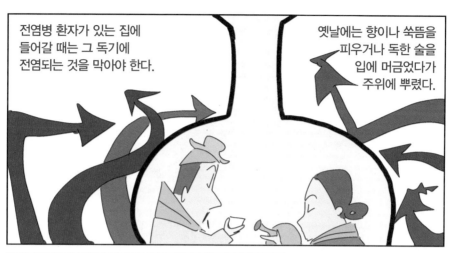

전염병 환자가 있는 집에
들어갈 때는 그 독기에
전염되는 것을 막아야 한다.

옛날에는 향이나 쑥뜸을
피우거나 독한 술을
입에 머금었다가
주위에 뿌렸다.

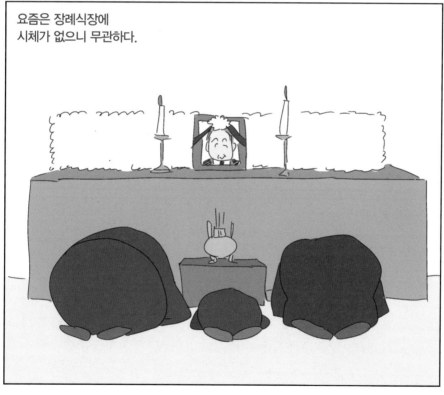

요즘은 장례식장에
시체가 없으니 무관하다.

42 기가 좋아지는 단방

| 강황 |

생강과다. 모래밭에서 큰다. 원산지는 인도다.
인도는 덥고 굉장히 건조하다.

효능
뜨거운 성질이 있어서 아랫배가 얼음처럼 찰
때, 감기, 찌르는 듯 아픈 복통에 좋다.

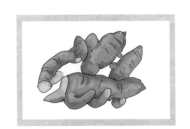

| 황기 |

척박한 땅에서 자라므로 뿌리가 물기를 찾아
깊숙이 내려간다. 또 흡수한 물기가 빠져나가
지 못하도록 껍질이 치밀하다.

효능
위기(衛氣)를 튼튼하게 하고 피부를 건강하게
한다.

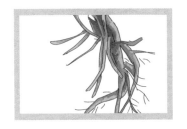

| 향부자 |

강가 모래밭에서 잘 자라는데 향이 좋고 강하
다. 뚫고 나가는 힘이 세다.

효능
뭉쳐서 생긴 병에 잘 듣는다. 속이 답답한 것
을 풀어 주고 기분을 좋게 하며 생리를 고르
게 한다.

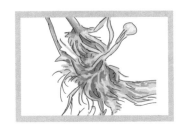

| 지각 |

광귤 껍질을 일컫는다. 열대지방에서 나는 귤의 경우 따뜻한 기운이 껍질에 몰려 있다.

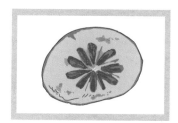

효능

광귤을 먹고 설사하면 광귤 껍질을 달여 먹는다. 수박 먹고 체하면 수박껍질을 먹고 참외 먹고 체하면 참외껍질을 먹는 것과 같은 이치다.

| 오약 |

대만과 중국 남쪽에서 자라며 검은색이다. 까마귀 오(烏) 자를 쓴다. 오약은 따뜻한 성질로 가슴과 배의 찬기를 다스린다. 냄새가 좋고 강하다.

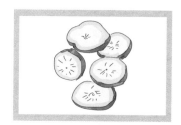

효능

막힌 곳을 뚫어 준다. 순기(順氣)약 중에 으뜸이다. 신장(검은색)을 좋게 한다. 야뇨, 빈뇨, 다뇨증에 쓴다.

| 빈랑 |

빈랑나무의 키는 25m에 이른다. 여기서 떨어지는 종자가 빈랑인데 내리는 기운이 강하다.

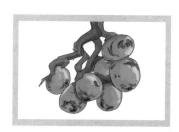

효능

체증, 변비를 뚫어 준다. 소변을 잘 누게 한다. 구충제로 써도 효과가 좋다.

| 사향 |

사향노루의 수컷이 발정기 때 사향으로 냄새
를 풍기는데 10리 밖에 있는 암컷이 냄새를
맡고 찾아온다. 말초신경 끝까지 소통시킬 수
있는 아주 귀한 약재다. 지금은 가짜가 많다.
공진단의 중요한 재료다.

효능

기가 막힌 곳을 뚫어 준다. 성 기능, 두뇌 기능
을 향상시킨다. 옛날에는 새색시가 시집갈 때
사향 주머니를 준비해 주었다. 대개 일찍 결혼
을 했는데, 격한 성생활로 혼절했을 때 사향
주머니를 코에 갖다 대면 그 향에 깨어났다.

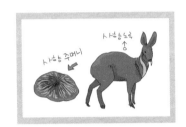

| 진피 |

오래된 귤껍질을 진피라고 하는데 오래되면
될수록 효과가 좋다. 토종 귤껍질이 좋으나 유
자껍질로 대용하기도 한다.

효능
가슴속에 막힌 기를 풀어 준다. 기운이 위로
치미는 것과 기침, 구역질을 낮게 한다. 대소
변도 잘 보게 한다.

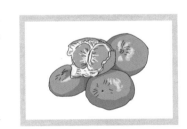

| 나복 |

나복(무)은 생긴 모양대로 내리는 기운이 강하다. 나복자(무씨)는 나복(무)보다 내리는 기운이 더 강하다.

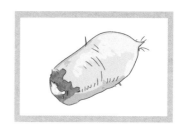

효능

소화제다. 배에 가스 차는 것과 체기를 뚫어 주며, 대소변을 잘 보게 한다.

| 총백 |

대파의 흰 밑동부리까지 쓴다. 파는 위로 쭉 뻗는 힘이 강하다. 파 잎 끝은 막힌 코를 뚫어 주고, 아래 하얀 부분(총백)은 아랫배의 기를 소통시킨다.

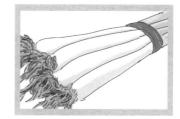

효능

대소변을 잘 보게 하고, 아랫배가 켕기고 몹시 아픈 증상(산증, 疝症)을 치료한다.

| 자소엽 |

냄새가 좋다. 잎사귀의 앞뒤가 모두 자주색인 것이 효과가 제일 좋다. 여름에 채취한다.

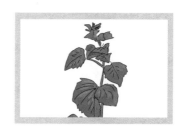

효능

잎의 껍질이다 보니 우리 몸 표(表) 부위로 들어오는 풍사(風邪)와 찬기를 풀어 헤친다. 가슴에 뭉친 기운도 내려가게 한다. 귤피와 같이 쓰면 더 좋다.

43 차를 마시는 이유

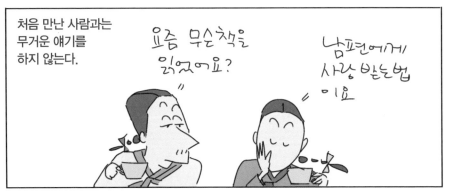

처음 만난 사람과는
무거운 얘기를
하지 않는다.

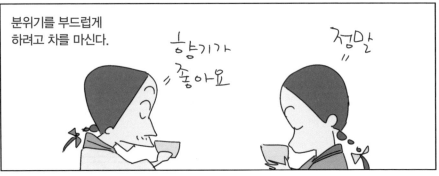

분위기를 부드럽게
하려고 차를 마신다.

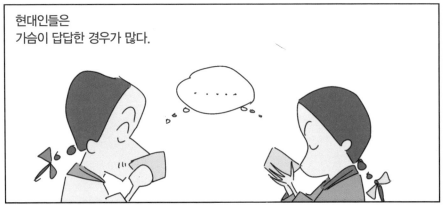

현대인들은
가슴이 답답한 경우가 많다.

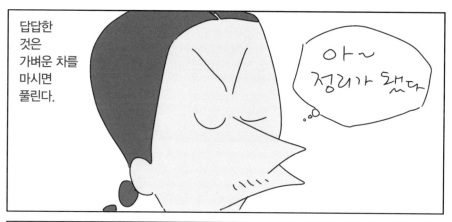

답답한 것은 가벼운 차를 마시면 풀린다.

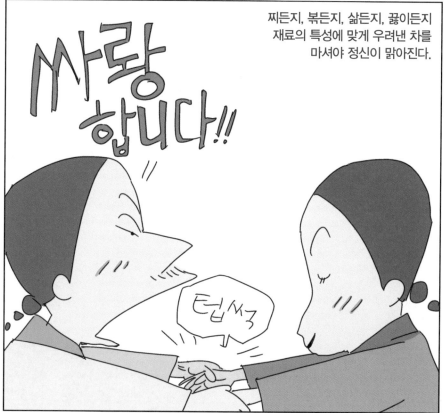

찌든지, 볶든지, 삶든지, 끓이든지 재료의 특성에 맞게 우려낸 차를 마셔야 정신이 맑아진다.

우리가 늘 먹는 먹거리의 기는 너무 한쪽으로 치우치면
오래 먹을 수 없다. 냉면이 아무리 맛있어도 어쩌다
한두 끼 먹는 것이지 매일 먹지는 않는다.
찬 쪽으로 기가 치우쳤기 때문이다.
반면에 밥은 어느 한쪽으로 치우지지 않은 것이어서
늘 먹어도 질리지 않을 뿐만 아니라 몸에도 좋다.
이런 먹거리는 우리 땅에서 나는 것이 좋다.
사람이 사는 땅은 그 땅에서 자라는 사람에게
필요한 기를 갖고 있어서 그 땅에서 자라는 먹거리를 먹으면
자연스럽게 자기에게 필요한 기를 얻을 수 있기 때문이다.

12장
좋은 한약재를 찾아서

약은 사람이 먹는 것 중에서 기가 많이 치우친 것이다.
치우친 것으로 치우친 것을 바로잡는 것이다.
약도 자기가 사는 곳에서 나는 것이 제일 좋지만
때에 따라서는 그 땅에서 나지 않는 기도 필요하게 된다.
사막이나 고원, 아주 덥거나 추운 곳과 같은 조건에서
자라는 동식물의 기가 필요하기도 하다.
그럴 때는 자기 땅이 아닌 다른 땅에서 난 것을 먹어야 한다.
좋은 약재를 찾아 우리나라 방방곡곡을 돌아다닐 뿐 아니라
전 세계를 속속들이 돌아다니는 이유가 여기에 있다.

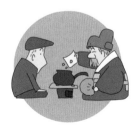

01 당나귀 껍질로 만든 아교

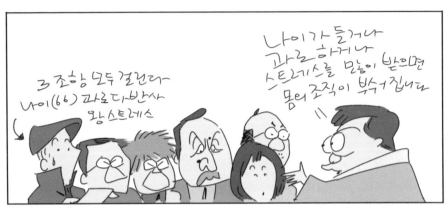

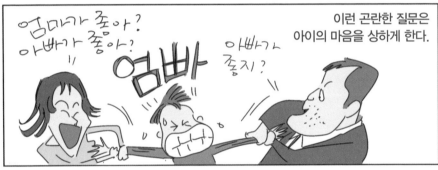

이런 곤란한 질문은
아이의 마음을 상하게 한다.

마음이 상하면
조직이 망가지고
상처가 생기며
피가 나고
물이 빠지는데
오래 내버려 두면
병이 된다.

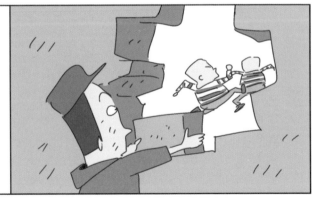

대광주리에
구멍이 나면
대로 수리한다.

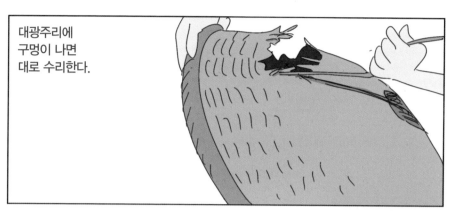

옷이 떨어지면 천으로 깁는다.
중3 때 처음으로 스펀지 운동화를 신었다.
접히는 곳이 헤어져 수선을 맡겼더니
가죽으로 구멍을 막았다.
천 운동화에다 가죽을 쓰다니…
언발란스한 그 신발이
다 떨어질 때까지 창피했다.

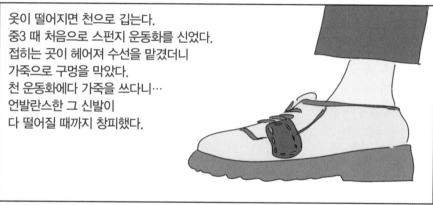

조직이 손상되면
그와 유사한 걸로
때워야 한다.

따따 따

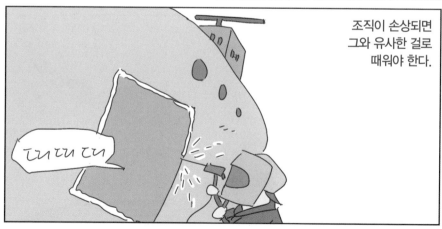

사람과 가장 유사한 껍질을 가진
동물이 당나귀다.

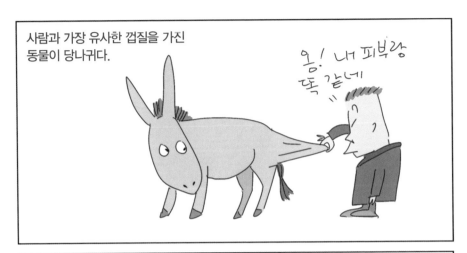

중국에는 이런 말이 있다.
'하늘에는 용 고기
땅에는 당나귀 고기'

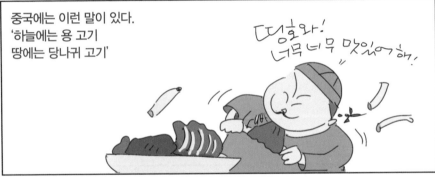

조직이 손상된 암 환자, 괴사성 질환이나
만성 대장질환처럼 조직이 아물지 않는 병에
당나귀 껍질을 고아 만든 아교(阿膠)를 쓴다.

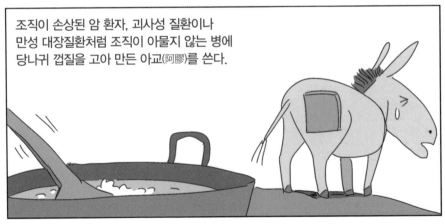

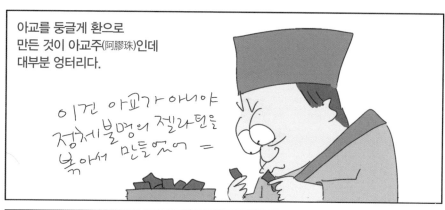

아교를 둥글게 환으로
만든 것이 아교주(阿膠珠)인데
대부분 엉터리다.

이건 아교가 아니야
정체불명의 젤라틴을
볶아서 만들었어 ―

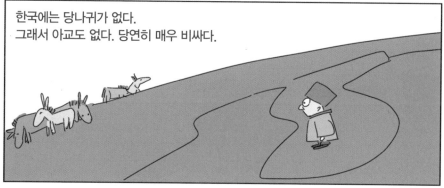

한국에는 당나귀가 없다.
그래서 아교도 없다. 당연히 매우 비싸다.

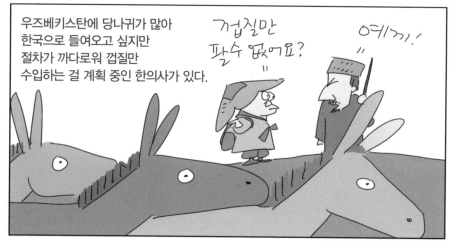

우즈베키스탄에 당나귀가 많아
한국으로 들여오고 싶지만
절차가 까다로워 껍질만
수입하는 걸 계획 중인 한의사가 있다.

껍질만
팔수 없어요?

어익끼!

02 변비에 탁월한 장엽대황

병은 안쪽의 병과
바깥쪽의 병이 있다.
즉 속병과 겉병이다.

아니
얼씬하한
친구가…

음악을
너무 들었어

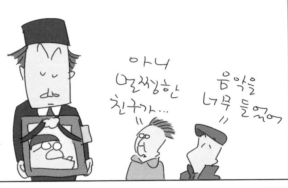

속병은
입에서 항문까지다.

부웅

속에 있다가
밖으로 나오는건
속병인가? 겉병인가?

대표적인 속병인 변비에는 종대황이나 양제근, 장엽대황(掌葉大黃)을 써서
설사를 유도하면 막힌 게 뚫린다.

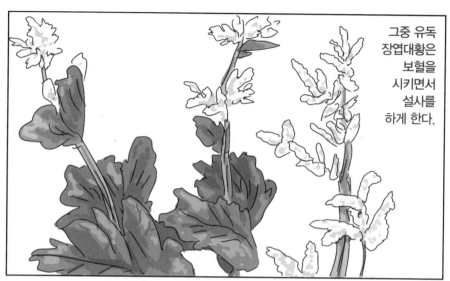

그중 유독
장엽대황은
보혈을
시키면서
설사를
하게 한다.

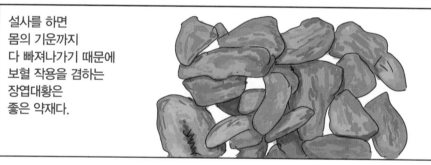

설사를 하면
몸의 기운까지
다 빠져나가기 때문에
보혈 작용을 겸하는
장엽대황은
좋은 약재다.

장엽대황은 3,000m 이상의 고원에서 자란다.
중국의 청해성, 감숙성, 티벳에 많이 있다.

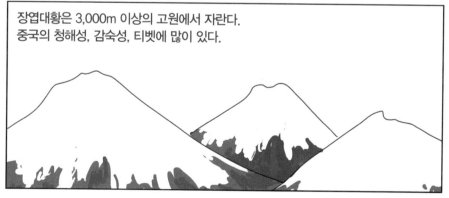

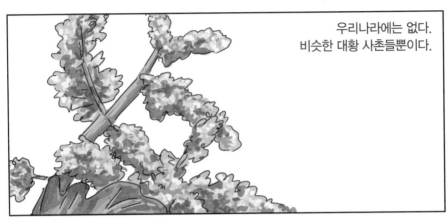

우리나라에는 없다.
비슷한 대황 사촌들뿐이다.

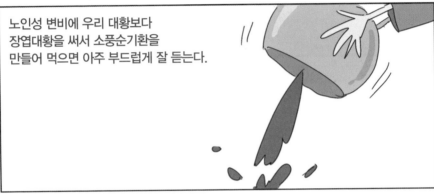

노인성 변비에 우리 대황보다
장엽대황을 써서 소풍순기환을
만들어 먹으면 아주 부드럽게 잘 듣는다.

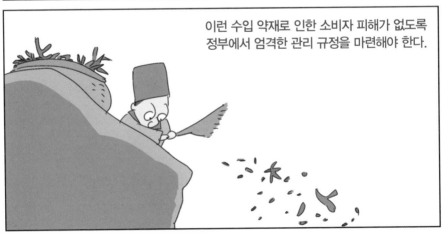

이런 수입 약재로 인한 소비자 피해가 없도록
정부에서 엄격한 관리 규정을 마련해야 한다.

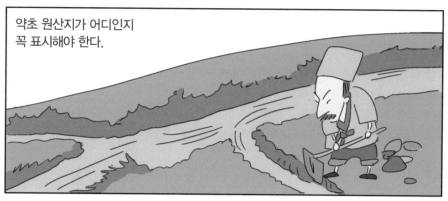

약초 원산지가 어디인지
꼭 표시해야 한다.

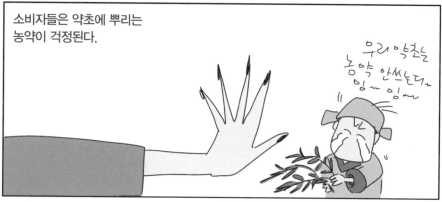

소비자들은 약초에 뿌리는
농약이 걱정된다.

우리약초는
농약 안쓴다~
잉~잉~

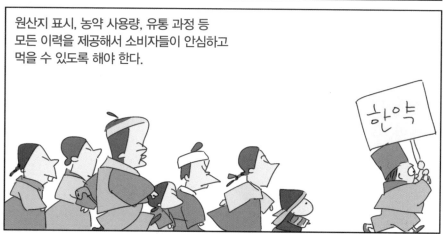

원산지 표시, 농약 사용량, 유통 과정 등
모든 이력을 제공해서 소비자들이 안심하고
먹을 수 있도록 해야 한다.

한약

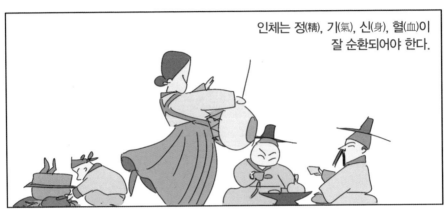

인체는 정(精), 기(氣), 신(身), 혈(血)이
잘 순환되어야 한다.

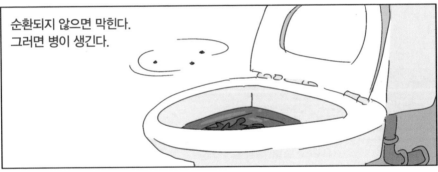

순환되지 않으면 막힌다.
그러면 병이 생긴다.

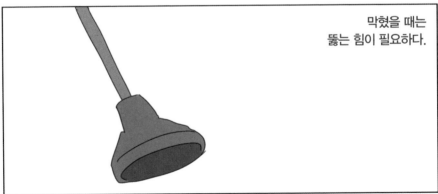

막혔을 때는
뚫는 힘이 필요하다.

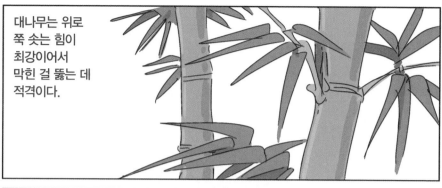

대나무는 위로 쭉 솟는 힘이 최강이어서 막힌 걸 뚫는 데 적격이다.

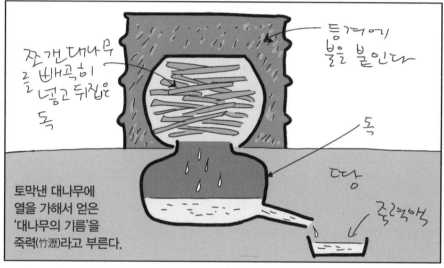

쪼갠 대나무를 빼곡히 넣고 뒤집은 독

등겨에 불을 붙인다

독

땅

죽력액

토막낸 대나무에 열을 가해서 얻은 '대나무의 기름'을 죽력(竹瀝)이라고 부른다.

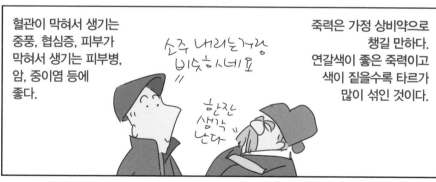

혈관이 막혀서 생기는 중풍, 협심증, 피부가 막혀서 생기는 피부병, 암, 중이염 등에 좋다.

소주 내리는 거랑 비슷하네요

한잔 생각 난다

죽력은 가정 상비약으로 챙길 만하다. 연갈색이 좋은 죽력이고 색이 짙을수록 타르가 많이 섞인 것이다.

한약재 자료 제공: 옴니허브 (www.omniherb.com)

여기 소개하는 도인 체조는 일부를 제외하면
《동의보감》에는 없는 내용이다.
도인이나 기공을 잘 배우려면
무엇보다 오랜 경험이 있는 스승이 필요하다.
그렇지 않으면 여러 부작용이 따를 수 있다.
그러나 모두가 스승을 모실 수는 없다.
여기에서는 누구나 쉽게 할 수 있고 따라 해서
큰 부작용이 없는 동작에 한하여 소개한다.
* 김대형 원장이 개발하여 보급 중인 도인 체조 동영상은
한국한의학연구원 사이트(http://jisik.kiom.re.kr/)에서
볼 수 있다.

13장

도인 체조

보통 체조는 뼈와 근육과 기의 움직임을 모두 담고 있다.
국민 체조가 뼈마디의 움직임을 강조하는 체조라면
도인 체조는 근육의 움직임을 강조하는 체조이며
《동의보감》에서 소개한 도인 체조는 기의 움직임을
강조하는 체조라고 할 수 있다.

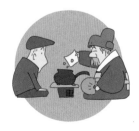

체형교정 도인 체조

길거리를 지나가다 보면 걷는 자세가 유난히 안 좋은 학생들이 눈에 보인다. 대략적인 특징을 살펴보면 다음과 같다.

* 목이 앞으로 숙여져 있다.
* 등이 구부정하다.
* 한쪽 어깨가 높다.
* 앞가슴을 펴지 못하고 위축되어 있다.
* 정확한 보행을 하지 못하고 터벅터벅 걷는다.
* 뒤에서 보면 신발의 뒤꿈치 한쪽이 많이 닳아 있다.

성장기에 자세가 나쁘면 키가 제대로 자라지 않을 뿐만 아니라 체형이 변형되어 목, 어깨, 무릎, 허리 등에 통증이 자주 나타난다. 심하면 측만증이나 관절염 등으로 발전한다.

체형은 학생들만의 문제가 아니다. 어른도 직업에 따라 일하는 자세가 정해져 있고 똑같은 동작을 반복함에 따라 체형이 변형된다. 자동차 부품을 조립할 때 약간 어긋나거나 느슨하게 조여져 있으면 당장은 자동차가 움직이는 데 문제가 없지만 시간이 지남에 따라 이상 증상이 나타나고 급기야는 멈춰서고 만다. 사람도 마찬가지다. 평소 올바른 자세를 취하도록 노력해야 한다.

지금부터 체형을 교정하는 3가지 도인 체조를 하나씩 배워 보도록 하자.

1. 체간을 바로잡는 도인 체조
2. 상체를 바로잡는 도인 체조
3. 하체를 바로잡는 도인 체조

체간을 바로잡는 도인 체조

측면 근육 운동

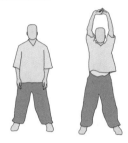

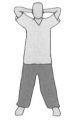

① 다리를 어깨 넓이만큼 벌리고 선 자세에서 두 손은 깍지를 끼고 하늘을 떠받듯이 머리 위로 올린다.

※ 두 손을 머리 위로 올리기가 힘든 분은 깍지 긴 손을 목덜미에 대고 운동하면 된다.

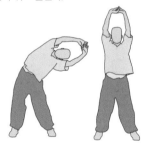

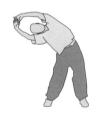

② 마음속으로 다섯을 세면서 왼쪽으로 천천히 내려간다. 더 이상 내려가지 않으면 온몸의 긴장을 풀고 숨을 편안히 쉬었다가 천천히 다섯을 세면서 올라온다.

③ 좌우 교대로 4회 반복한다.

주의 사항

1. 스트레칭을 할 때 몸이 앞으로 기울어지지 않도록 주의한다.
2. 다섯까지 숫자를 세면서 스트레칭을 할 때 움직임이 끊어지지 않도록 부드럽게 이어 간다.
3. 초보자는 무리하지 말고 내려갈 수 있는 만큼만 내려간다.

전면 근육 운동

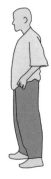

① 어깨 넓이로 선 자세에서
왼쪽 무릎을 앞굽이 자세로
굽힌다.

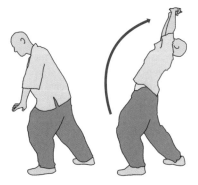

② 두 손을 깍지 낀 상태에서 밑으로 내렸다가
원형을 그리면서 둥글게 위로 올린다.
천천히 뒤로 넘기면서
몸의 앞쪽 근육을 스트레칭 한다.

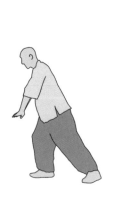

③ 좌우 교대로 4회 반복한다.

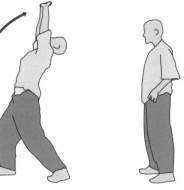

④ 어깨 넓이로 서며 마무리한다.

후면 근육 운동

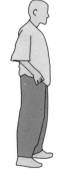
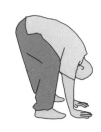

① 어깨 넓이로 선 자세에서
  두 무릎을 약간 굽히고 허리를 숙인다.

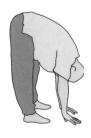
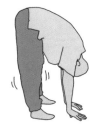
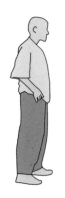

② 상체와 배와 허리의 힘을 완전히 뺀 상태에서
  두 무릎을 좌우로 번갈아 가면서 굽혔다 폈다 하기를
  빠르게 10회 반복한다. 허리, 엉덩이, 장딴지 근육을
  스트레칭 한 다음 천천히 허리를 편다.

③ 2회 반복한다.

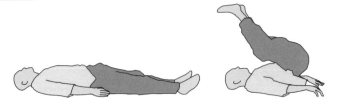

척추 운동

① 누운 자세에서 다리를 머리 뒤로 넘긴다.

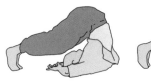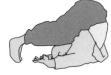

② 발을 머리 쪽으로 당겼다 밀었다 하면서
   허리, 등, 목 주위의 근육을 스트레칭 한다.
   2회 반복한다.

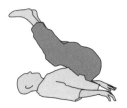

※ 위 동작이 잘 안 된다면 다리를 머리 뒤로
   넘기지 말고, 다리가 올라가는 탄력을 이용해서
   중간 정도까지 올라갔다 내려오기를 반복해도 된다.

주의 사항

1. 이 동작을 하다가 아프면 바로 그만둔다.
2. 평소 허리가 많이 아프거나 척추가 심하게 휘어 있는 사람은 이 동작을 하지
   않는다.

상체를 바로잡는 도인 체조

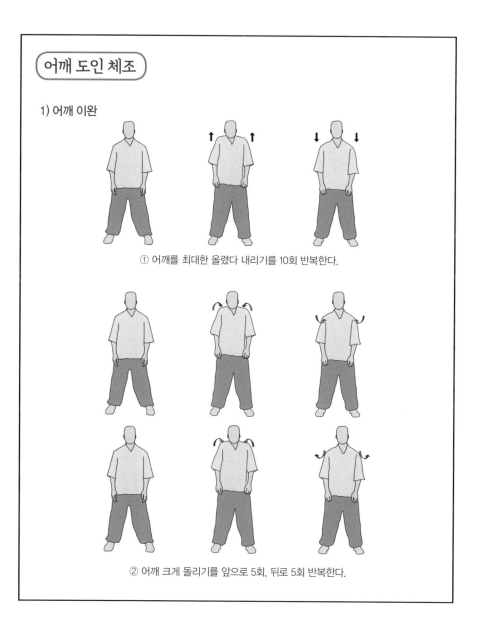

어깨 도인 체조

1) 어깨 이완

① 어깨를 최대한 올렸다 내리기를 10회 반복한다.

② 어깨 크게 돌리기를 앞으로 5회, 뒤로 5회 반복한다.

2) 어깨 운동①

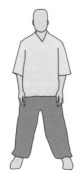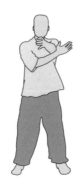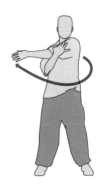

① 왼팔을 90도로 들어 올린 상태에서 오른팔의 손목 부위를
왼팔의 팔꿈치에 대고 우측 어깨 쪽으로 당긴다.
최대한 당긴 상태에서 온몸의 긴장을 풀고 5초 정도 자세를 유지한다.

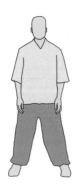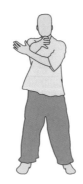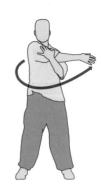

② 좌우 교대로 4회 반복한다.

3) 어깨 운동②

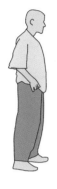 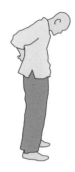 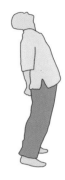

① 두 손을 허리 뒤로 돌려 깍지를 낀다.
깍지 낀 손을 밑으로 내리면서 등 근육을 긴장시키고
머리를 뒤로 젖히면서 가슴을 최대한 편다.

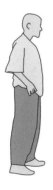 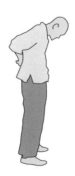 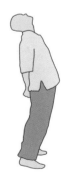

② 4회 반복한다.

4) 어깨 운동③

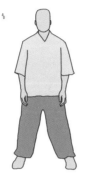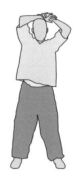

① 오른손을 목뒤로 넘겨서 반대쪽 어깨 쪽으로
  손이 가게 한 다음 왼손으로 오른손을 잡는다.

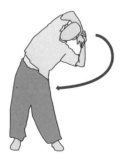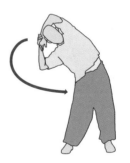

② 몸을 왼쪽으로 기울이면서
  왼손으로 오른손을 당긴다.
  이때 옆구리와 겨드랑이가
  최대한 늘어나게 한다.

③ 같은 동작을
  좌우 교대로 4회 반복한다.

손목 도인 체조

1) 손목 풀기

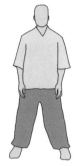 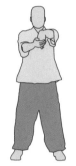 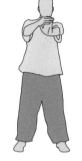

① 왼손을 쭉 편 상태에서 오른손으로 왼손의
  손가락을 잡고 손바닥 쪽으로 천천히 당긴다.
  최대한 당긴 상태에서 긴장을 풀고 5초간
  유지했다가 자세를 푼다.

② 오른손으로 왼손의 손가락을
  잡고 손등 쪽으로 당긴다.
  이 동작을 2회씩 왼손, 오른손
  교대로 2번 반복한다.

주의 사항

1. 손목을 당길 때 손목에 통증을 느낄 정도로 강하게 당기지 말고 약간의 긴장이
  느껴질 정도로만 당긴다.

2) 손목 돌리기

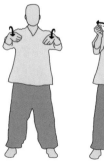

두 손을 앞으로 쭉 뻗은 상태에서
가볍게 주먹을 쥐고 손목을
최대한 크게 안으로 돌리기와
밖으로 돌리기를 4회씩 반복한다.

목 도인 체조

1) 목 운동

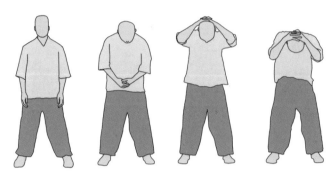

① 목을 앞으로 숙인 상태에서 두 손은 깍지를 껴서 목덜미에 올려놓는다.
  두 팔의 무게로 목덜미와 등을 굽히면서 천천히 스트레칭 한다.
  이 자세를 5초간 유지한다.

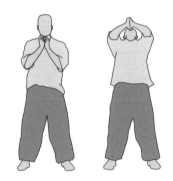

② 두 손을 깍지 낀다.
  두 엄지로 턱을 위로 최대한 밀어올리고 가슴을 편다.
  이 자세를 5초간 유지한다.

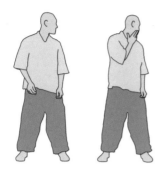

③ 목을 왼쪽으로 최대한 돌린 상태에서
오른손으로 오른쪽 턱을 왼쪽으로
살짝 밀고, 5초간 유지한다.
반대로 목을 오른쪽으로 최대한 돌린 상태에서
왼손으로 왼쪽 턱을 오른쪽으로
살짝 밀고, 5초간 유지한다.

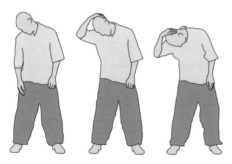

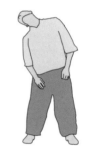

④ 목을 오른쪽으로 45도 돌린 상태에서 45도 방향
아래로 숙여서 목덜미의 왼쪽을 스트레칭 한다.
이 자세에서 오른손으로 왼쪽 옆머리와 뒷머리
부위에 올려놓고 천천히 목의 근육을 늘이면서
몸도 같이 기울인다. 이 자세를 5초간 유지한다.
좌우 교대로 4회 반복한다.

⑤ 목을 오른쪽으로 45도
돌린 상태에서 오른쪽 뒤
45도 방향으로 목을 넘긴다.
이 자세를 5초간 유지한다.
좌우 교대로 4회 반복한다.

주의 사항

1. 목을 스트레칭 하다가 통증이 느껴지는 부위가 있으면, 통증이 느껴지기 전까지
만 스트레칭 한다.

2. 목을 돌리거나 스트레칭을 할 때 어지럼증이 느껴진다면 바로 중단한다.

하체를 바로잡는 도인 체조

1) 의자를 이용한 고관절 운동

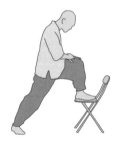 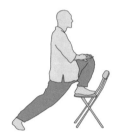

① 왼쪽 다리를 의자에 올려놓은 상태에서 무릎을 앞으로 굽히면서
다리를 앞뒤로 최대한 벌린다.
왼쪽 다리는 고관절과 엉덩이 주위의 근육을
오른쪽 다리는 사타구니 주위의 근육을 스트레칭 한다.

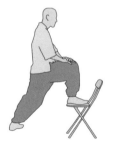 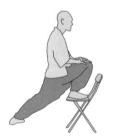

② 좌우 발을 바꿔가면서 4회 반복한다.

주의 사항
1. 뒤에 있는 다리의 무릎은 굽혀지지 않고 쭉 펴고 있어야 한다.
2. 허리가 앞으로 숙여지지 않고 반듯이 서 있어야 사타구니가 스트레칭된다.
3. 하체의 힘이 부족한 경우에는 두 손을 무릎에 올려놓고 힘을 주면 쉽게 할 수 있다.

2) '의자에 앉아서' 고관절 운동

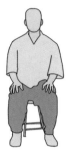 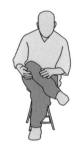 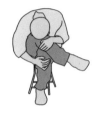

① 의자에 앉아서 오른쪽 다리를
  왼쪽 허벅지 위로 꼬고 앉는다.

② 두 손은 양 무릎을 잡고 허리를 숙이면서
  오른쪽 고관절과 엉덩이 주위를 풀어 준다.
  좌우 교대로 4회 반복한다.

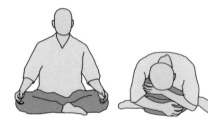 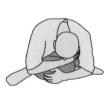

③ 방바닥에 앉아서 같은 방법으로 4회 반복한다.

주의 사항

1. 지나치게 힘을 주어 허리를 숙이면 허리가 아프거나 배 근육이 경직될 수 있으므
   로 조심한다.

3) '다리 옆으로 벌려' 고관절 운동

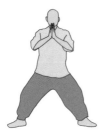

① 발을 어깨 2배 넓이로
벌린 다음 양발을
바깥으로 향하고
두 손은 가슴 앞에서 모으며
허리는 반듯이 세운다.

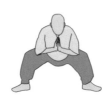

② ①의 자세를 유지한 채로
최대한 깊이 내려갔다가
엉덩이를 뒤로 빼면서 상체를
90도 정도 기울여 회음부와
좌우 고관절을 풀어 준다.

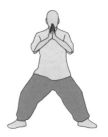

③ 같은 동작을
4회 반복한다.

4) 발목 돌리기

① 방바닥이나
의자에
앉은 상태에서
오른발을
왼발의 무릎 위에
올려놓는다.

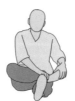

② 오른손으로 오른발의 발목 위쪽을 잡고 왼손으로는
오른발의 발가락과 발바닥을 잡고 발등 쪽으로
최대한 밀어서 오른발의 발바닥과 아킬레스건을
스트레칭 한다. 왼손으로 오른발의 발등과 발가락을
잡아서 발바닥 쪽으로 발가락과 발바닥을 최대한
당겨서 발등과 발목을 스트레칭 한다. 이와 같이
밀었다 당기기를 4회 반복한다. 왼손으로 오른발의
발바닥과 발가락을 잡고 최대한 크게 돌려 주기를
2회 반복하고 반대 방향으로 2회 반복한다.

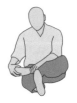

③ 발을 바꿔서
같은 방법으로
반복한다.

주의 사항
1. 발목을 돌릴 때는 어깨의 힘을 빼고서 노를 젓듯이 천천히 부드럽게 돌린다.

5) 아킬레스건 운동

장딴지 근육이 약해지거나 뭉쳤을 때, 다리가 붓거나 다리의 피로감이 가중되어 쥐가 났을 때, 이럴 때 아킬레스건 운동을 하면 다리의 피로를 풀고 발목이 굳는 것을 예방할 수 있다.

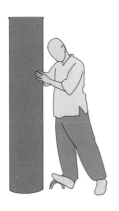 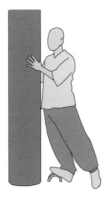 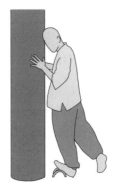

① 도구를 이용하거나, 계단을 이용해서 발목을 고정시키고 엉덩이를 앞으로 밀어서 아킬레스건을 늘려 준다. 이 자세를 5~10초간 유지한다.

② 좌우 교대로 4회 반복한다.

주의 사항

1. 아킬레스건에 강제로 힘을 주어 늘리면 안 된다. 장딴지 근육이 약간 팽팽해지는 느낌이 들면 다리에 긴장을 풀고 그대로 자세를 유지한다. 그러면 아킬레스건이 서서히 늘어난다.

우리의 수요일 밤은 불탄다

박석준

만화 《식객》이 연재되고 있을 때, 허영만 선생님께서 언젠가 동의보감을 만화로 그리고 싶다는 말씀을 하셨다. 가슴이 뛰었다. 그 뒤로 5, 6년쯤 지난 지금 드디어 《허허 동의보감》이 탄생했다. 3년의 준비과정이 있었다.

근대 서양의학은 눈으로 보여줘야 더 잘 이해된다. 한의학은 그 반대다. 눈에 보이지 않는 기를 대상으로 하는 의학이기 때문이다. 그래서 동의보감을 만화로 그린다는 것은 불가능에 가까울지도 모른다. 어려웠다.

이제 조금씩 《동의보감》이 그림으로 드러나기 시작했다. 한의학이 그림을 얻었다. 아직도 가야할 길이 멀고도 힘들지만 우리는 멈추지 않을 것이다. 왜냐하면 우리가 가는 길은 병든 몸, 병든 사회, 병든 자연을 고치기 위한 길이므로.

오수석

400년 전의 《동의보감》으로 오늘의 병을 진단하고 치료한다는 것에 대하여 혹자는 시대에 뒤처진 것 아니냐고 한다. 물론 식생활과 마음 씀이 달라졌으니 치료법에 있어서는 보완해야 할 것이 많을 것이다. 그러나 사람과 우주를 바라보는 대상관과 방법론에 있어서는 400년이 지난 오늘날에도 유효함을 진료현장에서 체험하고 있다. '오늘의 동의보감'을 만들어 나가야 한다고 고민하던 중 허영만 선생님을 만났다. 의서의 글자를 그림으로 옮긴다는 것은 힘든 작업이었다. 드디어 《허허 동의보감》이 세상 밖에 나왔다. 자연과 사람, 몸과 마음, 건강과 병을 이해하는 데 도움이 되었으면 좋겠다.

황인태

이 한 권의 책을 만들기 위해 신 대표는 출판사를 차렸나보다. 이 한 권의 책을 만들기 위해 편집팀장 미란 씨는 올해 몸살을 세 번이나 앓았나보다. 박 원장, 오 원장, 황 원장은 한의학의 자존심을 회복하기 위해 분투했나보다. 허 선생님은 동의보감을 이렇게 쉽고, 재미있게 그려내느라 살이 빠졌나보다.

독자들은 이 책을 보면서 '죽을 것인가? 살 것인가?' 기로에 서 있나보다.

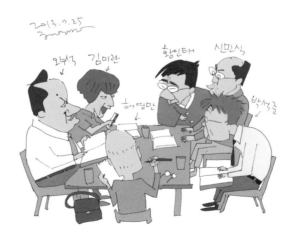

내 몸은 내가 지킨다
허허 동의보감

초판 1쇄 발행 2013년 8월 21일
2판 2쇄 발행 2020년 9월 8일

글·그림   허영만
편집위원   박석준 오수석 황인태

펴낸이   신민식
펴낸곳   가디언
출판등록   2010년 4월 27일
주소   서울시 마포구 토정로 222 한국출판콘텐츠센터 306호
전화   02 - 332 - 4103
팩스   02 - 332 - 4111
홈페이지   www.sirubooks.com
이메일   gadian7@naver.com
인쇄·제본   (주)상지사 P&B
종이   월드페이퍼(주)

ISBN   978-89-98480-09-7 (13510)

* 이 도서의 국립중앙도서관 출판시도서목록(CIP)은 서지정보유통지원시스템 홈페이지(http://seoji.nl.go.kr)와
  국가자료공동목록시스템(http://www.nl.go.kr/kolisnet)에서 이용하실 수 있습니다.